Crönlein

Schlafen können

Tatjana Crönlein

Schlafen können

Schlafstörungen erfolgreich bewältigen. Ein verhaltenstherapeutischer Ratgeber

Mit Online-Material

BELTZ

Anschrift der Autorin:
PD Dr. phil. Tatjana Crönlein
Klinik und Poliklinik für Psychiatrie und Psychotherapie
Universität Regensburg
Universitätsstraße 84
93053 Regensburg

FSC
www.fsc.org
MIX
Papier aus verantwortungsvollen Quellen
FSC® C089473

Dieses Buch ist erhältlich als:
ISBN 978-3-621-28631-2 Print
ISBN 978-3-621-28632-9 E-Book (EPUB)

1. Auflage 2018

in der Verlagsgruppe Beltz • Weinheim Basel
Werderstraße 10, 69469 Weinheim

Lektorat: Antje Raden
Bildnachweis: narvikk/Getty Images
Illustratorin: Claudia Styrsky, München
Herstellung: Victoria Larson
Satz: Reemers Publishing Services GmbH, Krefeld
Druck und Bindung: Beltz Grafische Betriebe, Bad Langensalza
Printed in Germany
Weitere Informationen zu unseren Autor_innen und Titeln finden Sie unter:
www.beltz.de

Inhaltsübersicht

Inhalt

Anhang

Vorwort

Wie ist dieser Ratgeber aufgebaut?
Wie heilt man eine Schlafstörung? Vor allem: Ist sie überhaupt heilbar? Was kann ich selber zum Genesungsprozess beitragen? Was habe ich bisher falsch gemacht?

Schlafstörungen, die nicht durch eine körperliche Ursache verursacht sind und trotzdem zu einer Beeinträchtigung der Tagesbefindlichkeit führen, werden in der Medizin → *Insomnie* genannt. In der Bevölkerung leiden ca. 6% darunter. Dieser Ratgeber richtet sich an Menschen, die unter einer Insomnie leiden. Er ersetzt in schweren Fällen keine ärztliche Behandlung, kann sie jedoch ergänzen und in leichteren Fällen unter Umständen ersparen.

Schlafstörung selber behandeln. Auf dieser Überzeugung ist der Ratgeber aufgebaut, diese Auffassung soll er vermitteln, Mut machen und Wege zur Besserung aufzeigen. Nehmen Sie sich Zeit für die Maßnahmen und lernen Sie, Ihrem Körper wieder zu vertrauen. Sie bekommen Grundwissen über den Schlaf und das Krankheitsbild der Insomnie vermittelt, um schlafbezogene Ängste abzubauen und die spezifischen Maßnahmen besser umsetzen zu können. Sie erhalten eine Einweisung in Maßnahmen, die den Schlaf verbessern und Sie erfahren, wie Sie durch gezielte Alltagsstrategien mehr Ruhe in Ihr Leben bekommen. Durch die Verhaltenstherapie für Insomnie wird der Schlaf kontinuierlicher und man fühlt sich erholter. Es kann sein, dass Sie dadurch auch effektiver in Ihrer Arbeit sind. Da gestörter Schlaf die Stimmung verschlechtern kann, werden Sie durch den besseren Schlaf besser gelaunt und weniger dünnhäutig sein. Sie erreichen schon alleine dadurch mehr Lebensqualität. Ein grundlegendes Ziel der (Selbst-)Therapie ist, ohne Medikamente in den Schlaf zu kommen, und das ist grundsätzlich möglich.

Dieser Ratgeber enthält Selbsttests, Anweisungen und eine Dokumentationsvorlage für Ihr Schlaf-Wach-Verhalten. Er ist an den Standardverfahren der Verhaltenstherapie für Insomnie orientiert und basiert auf meiner jahrelangen Erfahrung psychotherapeutischer Arbeit mit Patienten, die unter einer Insomnie leiden. Im Laufe dieser Zeit habe ich vor allem zwei Dinge gelernt: Erstens, die Insomnie ist behandelbar und zweitens, die/der Betroffene muss den Weg zur Heilung selber gehen. Je mehr er sich auf Hilfsmittel wie zum Beispiel Schlaftabletten verlässt, desto länger dauert die Genesung. Je mehr er über die Behandlungsmethoden weiß und sie auch umsetzt, desto eher verbessert sich der Schlaf.

Regensburg, im Sommer 2018

Priv. Doz. Dr. phil.
Tatjana Crönlein

1 Schlaf und Schlafmedizin

Sich selber heilen, von Schlafstörungen befreien, das ist ein realistisches Ziel! Wer unter Schlafstörungen leidet, empfindet sich in der Regel als Opfer seiner Schlafstörung und hat das Gefühl, dass der Körper nicht mehr richtig funktioniert. Dabei kann man selber die Initiative ergreifen und sich helfen. Eine Bedingung, um unseren eigenen gestörten Schlaf behandeln zu können, ist jedoch das Verständnis für die Ursachen und aufrechterhaltenden Faktoren der Schlafstörung. Das bedeutet, wir müssen die Krankheit dahinter verstehen lernen. Um dies zu können und um die Behandlungsmethoden zu begreifen, benötigen wir Wissen über Schlaf und die Schlafregulation. Wodurch werden Schlafstörungen verursacht und wie kann man sie behandeln? Genau mit diesen Fragen befasst sich die Schlafmedizin. Gestörter Schlaf galt lange als Befindlichkeitsstörung oder Ausdruck einer Krise, die allenfalls vorrübergehend auftreten und mit Schlafmitteln, → *Hypnotika*, gut zu behandeln sind. Mittlerweile weiß man, dass gestörter Schlaf unterschiedliche Ursachen haben und als eigenständige Störung über Jahre bestehen kann. Die Ursachen können rein körperlicher Natur sein oder durch ein Zusammenspiel verschiedener psychischer Vorgänge hervorgerufen und aufrechterhalten werden. Falsches Wissen über den Schlaf gehört dabei zu den wesentlichen aufrechterhaltenden Gründen einer Schlafstörung. Andererseits kann man alleine schon aus Erkenntnissen über die Regulation des Schlafes Methoden für die Verbesserung von Schlafstörungen ableiten. Für die Behandlung ist es also wichtig, auch Fakten über den gesunden Schlaf zu kennen, weil Sie hier schon Hilfestellungen erhalten, die Ihnen bei der Bewältigung der Schlafstörung helfen können. Je mehr Sie über Schlaf wissen, desto weniger haben Schlafstörungen eine Chance.

1.1 Geschichtliches zur Schlafmedizin

Die Frage, was Schlaf sei und warum wir schlafen, hat bereits die alten Griechen beschäftigt. In der Antike glaubte man an den Gott Hypnos, der Menschen und Tieren den Schlaf brachte. Schlaf war also eine göttliche Gabe.

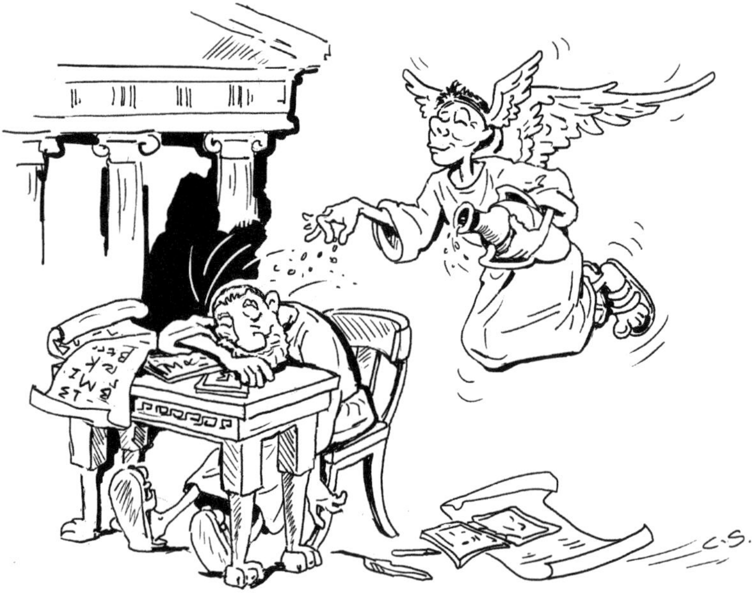

Der Philosoph und Wissenschaftler Aristoteles sah im Schlaf das Gegenteil von Wachsein. Er beschrieb einen Stoff, der sich im Laufe des Tages im Körper anreicherte und dann ab Überschreiten einer bestimmten Grenze zum Schlaf führte. Dieser Stoff würde während des Schlafes wieder abgebaut. Schlaf war ein Prozess, der nach einer gewissen Zeit des Wachseins sich unabdingbar einstellte. Seit der Entdeckung der Möglichkeit, Hirnströme aufzuzeichnen, hat sich für die Forscher, die am Schlaf interessiert waren, eine neue Welt geöffnet. Ähnlich wie bei der Bildgebung heute konnten sie Veränderungen der Gehirnaktivität quasi online beobachten und sie mit bestimmten Verhaltensweisen in Zusammenhang bringen. So hat man beispielsweise festgestellt, dass sich die elektrische Gehirnaktivität beim Einschlafen und im Schlaf kontinuierlich verändert. Schlaf war damit kein obskurer Zustand mehr, der mehr oder weniger den Literaten und Traumdeutern überlassen war. Man hatte mit dem → *Elektroenzephalogramm* die Möglichkeit, Schlaf prozesshaft zu verstehen.

Definition

Das **Elektroenzephalogramm (EEG)** verstärkt die elektrische Aktivität im Gehirn. Amplitude (Schwingungsweite) und Frequenz (Schwingungszahl) der Gehirnwellen erlauben eine Einteilung in unterschiedliche Klassen beziehungsweise Stadien des Schlafes. Während im Wachzustand eine Gehirnaktivität mit hoher Frequenz und kleiner Amplitude der Wellen vorherrscht, werden diese beim Einschlafen immer langsamer. Im sogenannten Tiefschlaf zeigen sich dann hohe Amplituden und eine langsame Frequenz. Die Person hat dann die Augen geschlossen, atmet langsam und reagiert auch verzögert auf Außenreize.

Diese neue Einsicht in das, was vorher »verborgen« war, nämlich die Veränderung der Gehirnaktivität während des Schlafes, hat natürlich auch die Idee von Schlaf an sich verändert. Schlaf war nicht mehr der »Bruder des Todes«, sondern tatsächlich eine Phase, in der das Gehirn auf eine andere Art weiterarbeitet.

! Mit der Erfindung des Elektroenzephalogramms Anfang des 20. Jahrhunderts konnte man die Hirnströme kontinuierlich aufzeichnen und hatte so die Möglichkeit, Schlaf prozesshaft zu verstehen.

Die ersten systematischen Untersuchungen zum Schlaf wurden in den Vereinigten Staaten von Amerika durchgeführt. William Dement, ein amerikanischer Psychiater, kann zu Recht als einer der Pioniere der Schlafforschung bezeichnet werden. Er studierte bei dem Schlafforscher Nathaniel Kleitman, der den → *REM-Schlaf*

(Rapid-Eye-Movement, Schlafstadium mit raschen Augenbewegungen, s. auch Abschn. 1.5) zuerst beschrieb, und beobachtete als einer der ersten fünf unterschiedliche Schlafstadien. Dement war jedoch nicht nur Grundlagenforscher, sondern legte auch die Grundsteine zur klinischen Beschreibung von verschiedenen Schlafstörungen. In dieser Zeit fing man an, den Schlaf zu »verstehen«. Man beobachtete, dass sich die Gehirnaktivität während des Schlafes systematisch veränderte, untersuchte Effekte von Schlafentzug und erforschte mögliche Gründe für gestörten Schlaf. Durch die Gründung der ersten Schlafakademien (American Academy of Sleep Medicine) etablierte sich diese Forschungsrichtung zu einer ernsthaften Wissenschaft, nämlich der Schlafmedizin. Überall auf der der Welt begannen Mediziner und Psychologen, sich mit dem Phänomen Schlaf zu beschäftigen. Und da über den Schlaf und die Schlafstörungen so gut wie nichts bekannt war, erlebte die Schlafforschung insbesondere zu Beginn einen wahren Boom an Erkenntnissen.

Neben den Gehirnwellen und der Muskelspannung wurde nun auch die Atmung systematisch aufgezeichnet. In den 1970er-Jahren wurde erstmals das → *Schlafapnoe-Syndrom* beschrieben. Diese schlafbezogene Atmungsstörung kann zu erheblicher Tagesmüdigkeit führen und unbehandelt sogar tödlich sein (s. auch Abschn. 3.2). Anfang der 1980er-Jahre gelang eine relativ unkomplizierte Therapie dieser Störung, indem man die Betroffenen mit leichtem Überdruck beatmete und so die Atempausen verhinderte. Weitere Schlafkrankheiten wurden entdeckt, wie zum Beispiel die → *Narkolepsie*, eine Störung, welche mit ungewolltem Einschlafen tagsüber und einschießender Schwäche der Muskelspannung einhergeht oder das → *Restless-Legs-Syndrom*, eine motorische Störung, die zu unangenehmen Unruhegefühlen in den Füßen in den Abendstunden führt. Mittlerweile sind über 70 Schlafstörungen klassifiziert. Bei den meisten Schlafstörungen besteht allerdings noch wissenschaftlicher Klärungsbedarf. Ob die eine oder andere Schlafstörung vorliegt, kann in einem sogenannten → *Schlaflabor* festgestellt werden.

1.2 Was passiert in einem Schlaflabor?

In einem Schlaflabor kann man die Schlafqualität messen. Aber wie kommt man dahin? Viele Patienten mit Schlafstörungen sind der Meinung, dass in Schlaflaboren nur Patienten mit schlafbezogenen Atmungsstörungen aufgenommen werden. In der Tat hat die Anzahl der sogenannten → *pulmologischen Schlaflabore* (also lungenfachärztliche Schlaflabore) in den letzten Jahrzehnten stark zugenommen. Dabei sind Schlaflabore zunächst von Physiologen und Psychologen betrieben worden.

Das Schlaflabor ist historisch gesehen die Keimzelle der Schlafmedizin. Hier wurden die ersten Untersuchungen zum Schlaf vorgenommen. Die Fragen, was im Schlaf passiert und wodurch er gestört wird, können in einem Schlaflabor beantwortet werden. Die Ursachen von Schlafstörungen können das motorische System, die Atmung oder die Psyche betreffen. All diesen Störungen ist gemeinsam, dass sie die Schlafqualität spürbar beeinträchtigen. Die Betroffenen können entweder nicht ein- oder durchschlafen oder fühlen sich tagsüber müde und in ihrer Leistungsfähigkeit eingeschränkt.

Ein *stationäres Schlaflabor* besteht aus einem Ableitezimmer und einer Überwachungseinheit. Um Gehirnströme abzuleiten, müssen Elektroden auf dem Kopf und im Gesicht angebracht werden. Diese werden so fest aufgeklebt, dass sich die Person im Bett auch bewegen kann. Außerdem werden Atemmessfühler angebracht und Elektroden zur Messung der Beinaktivität. In der Regel erfolgt eine Überwachung der Person mittels Infrarotkamera. Die Signale werden direkt in einen Computer eingelesen und auch analysiert. Das → *Hypnogramm* (Schlafprofil) ist die grafische Darstellung der im Verlauf des Schlafes erreichten Schlafstadien. Der Arzt oder Psychologe kann am nächsten Tag sowohl die Signale im Verlauf der Nacht ansehen als auch eine rechnerische Zusammenfassung. Schlaflabore sind in der Regel in Krankenhäusern (stationär), es gibt aber auch sogenannte *ambulante Schlaflabore*. Ein ambulantes Schlaflabor besteht aus einem Gerät, welches die benötigten Signale an unterschiedlichen Orten aufzeichnen kann. Man kann dieses Gerät nach Hause nehmen, daher der Begriff »ambulant«.

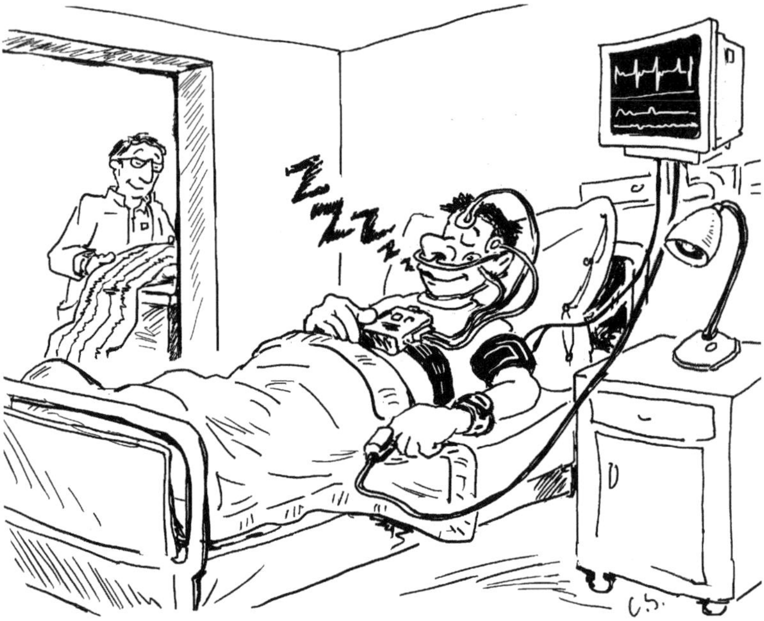

Man kann in einem Schlaflabor also sowohl den Schlaf als auch die damit verbundenen körperlichen Störungen gut untersuchen. Es können alle Signale gemessen werden, die man zur Bestimmung der Schlafqualität und der damit verbundenen Einflussfaktoren (wie zum Beispiel die Atmung) benötigt. Die Erfassung all dieser Signale wird → *Polysomnographie* genannt. Eine sogenannte → *Polygraphie* bedeutet die Messung der Atmung und der Sauerstoffsättigung ohne die Messung der Gehirnwellen. Tabelle 1 zeigt auf, was in einem Schlaflabor gemessen werden kann.

Tabelle 1 Körpersignale, die in einem Schlaflabor gemessen werden

Art der Signale	Funktion
Gehirnströme	zeigen das sogenannte → *Vigilanzstadium* (Grad der Wachheit) an, von Wachsein bis Tiefschlaf

Tabelle 1 (Fortsetzung)

Art der Signale	Funktion
Atmung	zeigt an, ob Atempausen oder Abflachungen der Atmung vorhanden sind
Augenbewegungen	zur Bestimmung von REM-Schlaf
Mikrophon	Schnarchgeräusche
Muskeltonus	wird benötigt zur Bestimmung von Schlafstadien und zur Messung von Bewegungen aus dem Schlaf heraus
Muskelspannung an den Beinen	zur Erfassung von Beinbewegungen im Schlaf
Elektrokardiogramm (EKG)	Herzfrequenz

Das Schlaflabor ist das Hauptuntersuchungsinstrument der Schlafmedizin. Wenn chronische Schlafstörungen bestehen, kann mit einer Polysomnographie die Ursache dieser Schlafstörung gefunden werden. Falls keine körperlichen Schlafstörungen gefunden werden, kann zumindest die Schlafqualität festgestellt werden: Wie viel Schlaf wird erreicht? Wie sieht das Schlafprofil aus? Wird der Schlaf häufig unterbrochen? Der Therapeut kann die Ergebnisse einer Polysomnographie mit den Beschwerden des Patienten in Beziehung setzen und gegebenenfalls eine therapeutische Empfehlung abgeben.

Definition

Das **Schlaflabor** ist eine Messeinheit zur Erfassung der Schlafqualität und -quantität. Schlaflabore sind in der Regel in Kliniken zu finden, es gibt allerdings auch immer mehr Schlaflabore in Arztpraxen. Im Schlaflabor wird eine Polysomnographie durchgeführt. Hierbei werden unterschiedliche Körpersignale gemessen, wie zum Beispiel Gehirnströme, Atmung oder Beinbewegungen. Diese Messung dauert in der Regel die ganze Nacht.

Wenn eine genaue Diagnose der Schlafstörung vorliegt, kann auch entsprechend behandelt werden. Eine Liste von Schlaflaboren, die durch die Deutsche Gesellschaft für Schlafforschung und Schlafmedizin anerkannt ist, findet sich auf der Internetseite der Gesellschaft (www.dgsm.de).

1.3 Was passiert beim Einschlafen?

Was meinen Sie, wie gesunder Schlaf aussieht? Wie lange braucht der Mensch normalerweise zum Einschlafen, wie lange schläft er? Und warum schlafen wir überhaupt?

Und jetzt Sie!

An dieser Stelle können Sie Ihr Wissen über Schlaf spontan überprüfen! Notieren Sie jetzt Ihre Vermutungen zu den Stichworten

- Schlafdauer – was ist normal?

____

- Zeit bis zum Einschlafen – wie lange brauchen wir zum Einschlafen?

____

- Macht Schlafmangel krank?

____

- Was bedeutet guter Schlaf?

____

____

Vergleichen Sie Ihre Angaben mit dem folgenden Text.

Einschlafen – ein Prozess. Gesundes Einschlafen passiert von ganz allein und beschreibt einen unwillkürlichen Prozess. Er passiert, wenn wir entspannt sind und/oder genügend Schlafdruck aufgebaut haben. Einschlafen ist eine natürliche und einfache Angelegenheit. Personen ohne Schlafstörungen legen sich hin und sind dann »weg«. Dieses »Weg-Sein« beschreibt umgangssprachlich, dass das Einschlafen sozusagen passiv erlebt wird, man schläft nicht »aktiv« ein. Und in diesem umgangssprachlichen »Weg-Sein« verbirgt sich ein Prozess, der für Schlafgestörte so schwer erreichbar scheint. Personen mit Einschlafstörungen können eben nicht »einfach weg sein«. Sie vertrauen auch nicht mehr darauf, dass sie es erleben, und machen dann das, was allzu menschlich ist. Sie wollen den Einschlafprozess *aktiv* beeinflussen. Aber: Je mehr sie das Einschlafen kontrollieren wollen, desto eher entsteht das Gefühl, der Schlafstörung ausgeliefert zu sein.

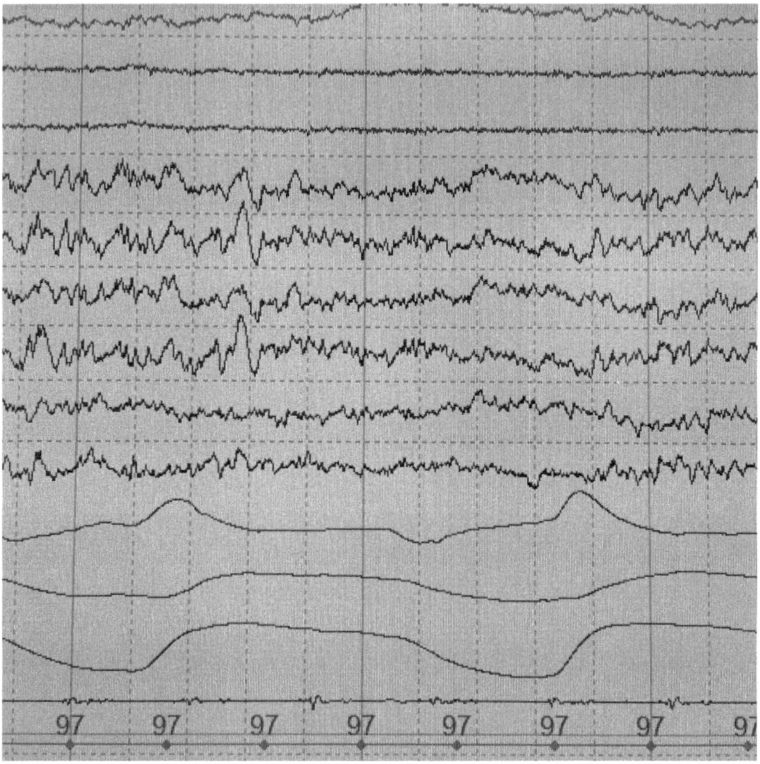

Abbildung 1 Ausschnitt aus einer polysomnographischen Aufzeichnung von leichtem Schlaf

! Einschlafen passiert ganz von alleine, wir brauchen nichts aktiv zu tun.

Aber wie funktioniert das Einschlafen? Wenn wir einschlafen, beginnt das Gehirn, sich langsam von der Umwelt abzuschotten, das Frontalhirn arbeitet weniger emsig und bestimmte Hirnareale sorgen dafür, dass Außenreize den Einschlafprozess weniger stören können. Das Gehirn fängt in Etappen an zu schlafen. Einschlafen ist ein Prozess, der seine Zeit braucht, und nicht ein On-off-Phänomen. Das erlebte Weg-Sein beim Einschlafen entspricht also nicht den körperlichen Vorgängen. Der Einschlafprozess ist gut in den Gehirnwellen ablesbar, die sich während der Einschlafphase kontinuierlich verändern.

Exkurs

Der Einschlafprozess

Während in der Wachphase schnelle Frequenzen im EEG (Elektroenzephalogramm, s. Abschn. 1.1) dominieren, treten beim Einschlafen langsame Wellen, sogenannte Theta-Wellen auf. Theta-Wellen bezeichnen einen Zwischenzustand zwischen Wachen und Schlafen. Dieser Bewusstseinszustand kann auch durch Meditation oder tiefe Entspannung erreicht werden. Es gibt Berichte von traumähnlichen Bildern in dieser Phase, die Gedanken können noch relativ strukturiert wirken, werden aber durch unlogische Inhalte gebrochen. Nach dem Auftreten von Theta-Wellen zeigen sich im weiteren Einschlafprozess sogenannte Spindeln oder K-Komplexe. Diese Wellenmuster der Hirnströme zeigen den Beginn des Schlafstadiums 2 an. Man weiß von Studien, dass die Weckschwelle jetzt ansteigt. Man braucht einen lauteren akustischen Reiz, um die Person zu wecken. Das Gehirn ist also besser gegen Geräusch abgeschottet, wahrscheinlich ein Mechanismus, der das weitere Einschlafen schützen soll.

Dieser Einschlafprozess kann sehr schnell gehen, innerhalb einer Minute, oder länger dauern. Bis zu 20 Minuten Dauer gelten dabei als normal im Sinne von üblich. Während das Gehirn beim Einschlafen immer weniger Wachwellen zugunsten der Schlafwellen produziert, gleiten wir langsam in den Schlaf. Die Schlaf*wahrnehmung* hinkt dabei etwas hinterher. Man weiß aus Weckexperimenten, dass wir Schlaf erst dann wahrnehmen, wenn wir ein paar Minuten geschlafen haben. Personen mit einer chronischen Schlafstörung müssen ca. 15 Minuten ungestört schlafen, bis sie merken, dass sie auch wirklich eingeschlafen sind. Bei früherem Wecken kann es sein, dass sie behaupten, nicht geschlafen zu haben. Schon beim Einschlafen gilt also für Schlafgestörte wie für Gesunde, dass der Körper mehr Schlaf produziert, als wir wahrnehmen und erinnern. Sie können sich das mit dem Anflug eines Flugzeugs vorstellen, das sich schneller bewegt, als Sie es wahrnehmen. Körperliche Zeichen des Schlafes sind also nicht immer wahrnehmbar und werden vor allem in der Einschlafphase unterschätzt.

! Beim Einschlafen produziert der Körper mehr Schlaf, als wir es selber wahrnehmen können.

1.4 Fakten zur Schlafdauer

Normale Schlafdauer? Laut schlafmedizinischer Klassifikation ist eine Schlafdauer von fünf bis zehn Stunden »normal«, solange der Schlaf als erholsam empfunden wird. Die mittlere Schlafdauer in der Bevölkerung beträgt ca. sieben bis acht Stunden. Was aber bedeutet es, wenn die eigene Schlafdauer davon immer abweicht? Kann denn dann zum Beispiel eine mittlere Schlafdauer von vier Stunden wirklich gesund sein?

Sobald etwas wie Schlafdauer messbar wird, entsteht oft der Wunsch nach einer Norm. Was ist normal und ist die Abweichung davon gefährlich? In der Medizin ist die Einteilung in »normal« und »abnormal« die Regel. Dies gilt für Laborwerte und viele anderen Befunde. Auch wenn eine starke Abweichung nicht zwangsläufig »krank« bedeutet, so haftet ihr in der Regel etwas Negatives an. Aber wie steht es mit der Schlafdauer?

Die Frage nach der »normalen« Schlafdauer kann nicht so einfach beantwortet werden. Schlaf unterliegt wie kaum eine andere Verhaltensweise des Menschen kulturellen Einflüssen. Die Schlafdauer ist durchaus unterschiedlich und verändert sich schon über die Lebensspanne (s. Kasten). Kinder haben bis zur Pubertät nicht nur einen höheren Anteil an Tiefschlaf, sie schlafen überhaupt länger als Jugendliche und Erwachsene. Auch in der Pubertät kann die Schlafdauer länger sein, allerdings auch täglich schwanken. Mit dem Eintritt in das Berufsleben wird die Schlafdauer oft regelmäßiger. Allerdings kann Schichtarbeit ein erschwerender Faktor sein (s. auch Abschn. 10.3). Belegt ist auch, dass sich mit dem Ausscheiden aus dem Berufsleben der Schlaf verschlechtern kann. Dies liegt unter anderem daran, dass sich die im Bett verbrachten Zeiten ändern. Viele genießen es, nicht mehr feste Aufstehzeiten zu haben und dehnen die Bettzeiten vor allem in den Tag hinein aus.

Fakten über die Schlafdauer

- In den Industriestaaten der westlichen Welt beträgt die mittlere Schafdauer 7,5 Stunden.
- Die Schlafdauer verändert sich mit dem Lebensalter.
- Neugeborene schlafen 17 Stunden, Kleinkinder 13 Stunden und Jugendliche 9 Stunden.
- Mit dem Eintritt in das Berufsleben beträgt die Schlafdauer nur noch 7 bis 8 Stunden.
- Mit dem Eintritt ins Rentenalter schlafen die meisten Menschen 7 Stunden.
- Die Schlafdauer kann intra- und interindividuell schwanken.
- Im Winter wird etwas länger geschlafen als im Sommer.

Schlafgewohnheiten. Normalerweise schlafen wir monophasisch. Das bedeutet, wir haben eine zusammenhängende Periode mit Nachtschlaf und sind tagsüber aktiv. In vielen Kulturen wird → *polyphasisch* geschlafen. Das bedeutet, dass in mehreren Phasen geschlafen wird und nicht an einem Stück. Beispielsweise wird in vielen südlichen Ländern mittags geruht, schon aufgrund der klimatischen Bedingungen (Hitze). Auch wenn es wenig Zeugnisse über den Schlaf in unserer Menschengeschichte gibt, ist zu vermuten, dass Schlaf eher dann stattfand, wenn es opportun war, und sich der Alltag nicht nach den Schlafzeiten gerichtet hat wie heute. Es stellt sich die Frage, ob die »Normierung« einer Schlafdauer überhaupt dem biologischen Bedürfnis des Menschen entspricht und nicht eher unserem Bedürfnis nach Ordnung und Effektivität?

Exkurs

Der polyphasische Schlaf

Warum schlafen wir eigentlich nicht in mehreren Phasen? Insgesamt gibt es noch zu wenige Erkenntnisse zum Thema polyphasischer Schlaf. Experimente haben gezeigt, dass man die gesamte Schlafdauer auf zwei Stunden am Tag reduzieren kann, indem man polyphasisch schläft. Dieses Schlafmodell ist als Prinzip Uberman bekannt geworden. Die Motivation, die Schlafdauer zu verkürzen, entspricht dabei eher dem Bedürfnis, Schlaf effektiv zu gestalten und zu optimieren. Eine lange Schlafdauer kann auch stören. Es gibt Extremsituationen, in denen längere Schlafphasen am Stück nicht möglich sind (Beispiel Weltumsegler). Während einige sich also danach sehnen, länger am Stück schlafen zu können, würden andere sie gerne verkürzen.

Wie viel Schlaf ist gesund? Wie lange müssen wir überhaupt schlafen? Neuere Forschungsergebnisse deuten darauf hin, dass chronischer Schlafmangel langfristig gesundheitliche Folgen haben kann. So stellten beispielsweise Forscher fest, dass zu wenig Schlaf mit einem erhöhten Risiko einhergeht, an Störungen des Herz-Kreislauf-Systems oder auch an Diabetes zu erkranken. Chronischer Schlafmangel gerade bei Kindern soll auch mit Übergewicht zusammenhängen. Auch wenn viele dieser Studien in seriösen Fachzeitschriften publiziert worden sind, werden sie in wissenschaftlichen Kreisen noch kontrovers diskutiert. Wir können nicht sicher sagen, dass zu wenig Schlaf krank macht! Schlafmangel ist nicht gleich Schlafmangel. Es gibt Menschen, die weniger als sechs Stunden schlafen und durchaus gesund sind, während andere sich nach derselben Schlafdauer völlig unerholt fühlen. Darüber hinaus haben Studien gezeigt, dass eine zu lange Schlafdauer ebenfalls mit einem erhöhten Krankheitsrisiko einhergeht. Die Rolle der Schlafdauer bei der Entstehung von Krankheiten ist bislang überwiegend in sogenannten epidemiologischen Studien untersucht worden, das sind Studien, die auf der Befragung einer großen Anzahl von Personen beruhen. Die Ergebnisse dieser Studien haben leider Fehlerquellen, zum Beispiel weil die Daten aufgrund von Befragungen gewonnen werden. Um eine definitive Aussage machen zu können, fehlen experimentelle Studien (das heißt Studien mit Messdaten über den tatsächlichen Schlaf und Beobachtungen einer großen Anzahl von Personen über einen langen Zeitraum). Wir können also derzeit keine definitiven Aussagen über die Mindestdauer von Schlaf machen. Das bedeutet allerdings nicht, dass die Schlafdauer für die Erholsamkeit keine Rolle spielt. Die Schlafdauer verändert sich je nach Alter und Lebenssituation. Menschen sind bezüglich ihrer Schlafdauer also sehr anpassungsfähig. Zu wenig Schlaf macht sich jedoch immer durch Müdigkeit und andere Beschwerden bemerkbar. Wenn Sie erholt sind, haben Sie genug geschlafen, egal ob es vier oder sieben Stunden sind. Wir brauchen vor allem regelmäßig ausreichend Ruhephasen.

Viel wichtiger als die reine Dauer des Schlafes ist die Schlafqualität und diese lässt sich messen.

Und jetzt Sie!

Halten Sie kurz inne und überlegen Sie sich, was Sie eigentlich unter einem »guten Schlaf« verstehen. Überlegen Sie mal …

- Wie würden Sie am liebsten schlafen?

____

- Brauchen Sie eine Mindestdauer an Schlaf?

____

- Wie lange ist sie?

____

Machen Sie sich ein paar Notizen, wir werden später bei den Zielen darauf wieder zurückkommen.

1.5 Schlafarchitektur

Schlaf ist nicht ein Zustand, sondern ein Prozess, bei dem sich viel im Gehirn tut. Dabei finden während den verschiedenen Schlafstadien unterschiedliche Prozesse statt, die die Schlafforschung nach und nach aufdeckte. Als die Forscher Dement und Kleitmann die Gehirnwellen schlafender Menschen betrachteten, bemerkten sie, dass sich diese Wellen während des Schlafes veränderten und dass bestimmte Muster immer wieder auftraten. Die reduzierte Reaktion auf äußere Reize gehört zur Definition des Schlafes. Je nachdem, in welchem Schlafstadium wir uns befinden, ist diese sogenannte Weckschwelle höher oder tiefer. Relativ kurz nach dem Einschlafen erreichen wir in der Regel den Tiefschlaf. Hier sieht man im Elektroenzephalogramm langsame und hohe Wellen, ein Zeichen von einem hohen Grad an Abschottung des Gehirns von der Außenwelt. Wir müssen nun lauter rufen, um die schlafende Person zu wecken. Mit dem Tiefschlaf hat es etwas ganz Besonderes auf sich. Schweizer Forscher haben herausgefunden, dass sich der Anteil an Tiefschlaf nach einer durchwachten Nacht erhöht. Nach der durchwachten Nacht zeigten die Versuchspersonen eine intensivere Art des Tiefschlafs. Der Körper kann verlorenen Schlaf also durch »intensiveres« Schlafen nachholen. Diese Experimente führten zu zahlreichen Studien zur Schlaf-Wach-Regulation. Man war dem Verstehen von Schlaf dadurch sehr viel nähergekommen, zumal dieses Ergebnis anscheinend für alle Säugetiere galt.

! Der Körper holt fehlenden Schlaf durch intensiveres Schlafen nach.

Der Anteil des Tiefschlafes ist bei gesunden Erwachsenen ca. 20 %. Kinder haben einen höheren Anteil und bei alten Menschen nimmt der Anteil an Tiefschlaf ab. Je nachdem, wie lange wir vor der Schlafperiode wach gewesen sind, haben wir mehr oder weniger Tiefschlaf. Je länger die Wachphase vor der Schlafperiode dauert, desto intensiver ist der Tiefschlaf. Allerdings ist der Tiefschlaf nicht alleine für die Erholung zuständig. Was noch zur Erholung beiträgt, wird im nächsten Abschnitt 1.6 näher erläutert.

Der REM-Schlaf. Welche Rolle spielt der REM-Schlaf? Der Rapid-Eye-Movement-Schlaf ist ein Schlafstadium, das in der Nacht ca. viermal auftaucht mit einem Abstand von ca. 60 bis 90 Minuten und bestimmte spezifische Charakteristiken aufweist. Eines davon sind rasche Augenbewegungen, die schon durch das geschlossene Lid erkennbar sind. Als 1953 der amerikanische Schlafforscher Aserinsky die ersten Untersuchungen zum Schlaf machte, stellte er fest, dass seine Versuchspersonen während des Schlafes ganz charakteristische Merkmale zeigten. Sie schliefen zwar sehr fest, zeigten jedoch ein EEG, das dem Wach-EEG sehr ähnlich war, eine sehr niedrige Muskelspannung und die erwähnten raschen Augenbewegungen. Wenn die Personen aus diesem Schlafstadium erwachten, berichteten sie in der Regel von sehr lebhaften Traumerlebnissen. Dieses Schlafstadium wurde wegen der raschen Augenbewegungen Rapid-Eye-Movement-Schlaf genannt. Es zog vor allem wegen der Träume viel wissenschaftliches Interesse auf sich, das Interesse war zu Beginn so groß, dass alle anderen Schlafstadien Non-Rem-Schlaf genannt wurden.

Der REM-Schlaf wird unter anderen für die Konsolidierung von sogenannten prozeduralen Gedächtnisinhalten verantwortlich gemacht. Das heißt, dass Bewegungen oder auch Abläufe während des REM-Schlafes abgespeichert werden. Er wird allerdings auch für die Verarbeitung von emotionalen Inhalten in Verbindung gebracht. Die Forschung ist hier jedoch noch lange nicht abgeschlossen.

1.6 Wann wird Schlaf als gut empfunden?

Schlafdauer oder Schlaftiefe. Wann haben Sie das letzte Mal so richtig gut geschlafen? Und woran haben Sie das festgemacht? An der Länge des Schlafes oder der Einschlafzeit? Die Frage, wann Schlaf ein guter Schlaf ist, ist natürlich eine Grundsatzfrage, wenn es um die Behandlung von Schlafstörungen geht. Ist guter Schlaf an eine bestimmte Mindestanzahl von Stunden gebunden oder an die Schlaftiefe?

Auch mit dieser Frage haben sich Forscher beschäftigt. Sie haben den Schlaf von Personen gemessen und ließen sie am nächsten Tag den Schlaf hinsichtlich der Erholsamkeit beurteilen. Es hat sich gezeigt, dass die Erholsamkeit des Schlafes nicht mit der Menge an Tiefschlaf zusammenhängt und auch nicht mit der Dauer des Schlafes, sondern mit der Anzahl der Aufwachreaktionen. Das bedeutet, je weniger Aufwachreaktionen oder Schlafunterbrechungen zu messen sind, desto erholsamer wird der Schlaf am nächsten Tag beurteilt. Diese Studie deckt sich mit dem Eindruck von Schlaftherapeuten, dass nicht die Dauer des Schlafes oder die Menge an Tiefschlaf für die Erholsamkeit wichtig ist, sondern die Kontinuität des Schlafes. Dies ist vergleichbar mit einer Zugfahrt. Stellen Sie sich vor, Sie fahren mit einem Zug und dieser kommt immer wieder fast zum Stehen oder bleibt sogar längere Zeit stehen, die Fahrt ist nicht mehr im Fluss und wird als anstrengend empfunden. So ist es auch mit dem Schlafen. Je weniger häufig der Schlaf unterbrochen ist, desto erholsamer wird er empfunden. Diese Ergebnisse sind wichtig für das Verständnis vom »guten Schlaf«. Ziel einer jeden Therapie von Schlafstörungen sollte also sein, die Schlafkontinuität zu verbessern und nicht in erster Linie den Tiefschlaf oder die Dauer des Schlafes zu erhöhen

! Ziel einer jeden Schlaftherapie ist es, die Schlafkontinuität zu verbessern, das bedeutet, die Anzahl der Wachphasen zu reduzieren.

Je durchgängiger der Schlaf verläuft, desto erholsamer wird er empfunden. An dieser Stelle soll darauf hingewiesen werden, dass Schlaf nur eine von mehreren Bedingungen für Erholung ist. Dies ist für diejenigen Patienten schwierig nachzuvollziehen, die der Meinung sind, dass nur die Schlafqualität alleine für ihre Fitness zuständig ist. Es gibt Personen, die einen objektiv guten Schlaf zeigen, und sich dennoch nicht erholt fühlen. Auch Schlafgesunde empfinden nicht jeden Tag die gleiche Erholsamkeit des Schlafes. Erholsamkeit ist ein Zustand, der von verschiedensten Faktoren (Gesundheit, Stress, Stimmung) abhängig ist, Schlaf ist ein wesentlicher davon.

Zusammenfassung
Durchgehender Schlaf ist eine Bedingung für Erholung. Schlafmedizinisch wird eine Mindestdauer von sechs Stunden empfohlen, wobei eine kürzere Dauer nicht notwendig gesundheitsschädlich ist, solange man tagsüber keine Beeinträchtigungen hat. Wenn wir zu wenig schlafen, kann der Körper dies durch intensiveres Schlafen ausgleichen, er produziert dann mehr Tiefschlaf. Einschlafen passiert mehr oder weniger von alleine, wir können diesen Prozess stören, aber auch erleichtern. Im Schlaflabor kann man sich ein Bild vom Schlaf machen und Gründe für den gestörten Schlaf untersuchen.

2 Wenn der Schlaf gestört ist

Jeder, der schlecht schläft, beginnt, nach Ursachen zu suchen. Das ist ganz natürlich. Nicht-schlafen-Können belastet nicht nur den Körper, sondern auch die Stimmung. Wenn der Schlaf scheinbar aus dem »Nichts« gestört zu sein scheint, verstärkt sich in der Regel die Furcht, wieder schlecht zu schlafen. Die Schlafstörung entzieht sich dann der Kontrolle, sie verselbstständigt sich sozusagen. Die Aufgabe eines Schlafmediziners ist, die Ursache für gestörten Schlaf herauszufinden und sie zu behandeln. Aber was bedeutet es eigentlich, wenn der Schlaf gestört ist? Heißt das, wir wachen zu früh auf oder brauchen zu lange zum Einschlafen? Welche Anzahl an Aufwachreaktionen ist normal? Kann man selber schon beginnen, sich auf die Suche nach den Ursachen zu machen? In diesem und dem nächsten Kapitel geht es um die Formen und häufigsten Ursachen für Schlafstörungen.

2.1 Gestörtes Einschlafen

Die Einschlafzeit, auch → *Schlaflatenz* genannt, wird vom Licht Ausmachen bis zum Einschlafen gemessen. Idealerweise legt man sich ins Bett, macht das Licht aus und schläft ein. Dies ist in der Tat nur wenigen vergönnt. Die meisten Personen lesen noch im Bett vor dem Einschlafen oder sehen TV. Immer häufiger wird dabei ein E-Book bzw. ein Tablet benutzt. Einige tun dies, weil sie es einfach genießen, andere, weil sie meinen, dadurch besser zur Ruhe zu kommen. Auch dies ist normal. Wenn Personen mit all diesen Bedingungen gut zurechtkommen und keine Beeinträchtigung am Tage durch schlechten Schlaf spüren, ist jede Form der Beschäftigung im Vorfeld des Einschlafens akzeptabel.

Beispiel

Frau P. berichtet, dass sie immer beim Fernsehen im Bett einschläft. Sie ist es gewohnt und sie kann dann gut ein- und durchschlafen. Tagsüber fühle sie sich fit.

Wenn man aber feststellen muss, dass das Einschlafen über einen längeren Zeitraum erschwert ist, kann von einem gestörten Einschlafen gesprochen werden. Was bedeutet das? Es fängt damit an, dass man sich wundert, *warum* man nicht einschläft. Es gibt unterschiedliche Gründe für gestörtes Einschlafen, Lärm, Sorgen oder Schmerzen. In diesem Falle sind Probleme mit dem Einschlafen erklärlich und nicht weiter besorgniserregend. Dann würde auch kaum ein Arzt aufgesucht werden. Beängstigend werden Einschlafprobleme, wenn sie sich einer Erklärung entziehen.

Beispiel

Frau G. kann immer dann nicht einschlafen, wenn ihre Kinder abends unterwegs sind. Sie sind 17 und 19 Jahre alt. Frau G. nimmt sich jedes Mal vor, einfach ruhig zu bleiben, liegt dann jedoch gefühlt ewig lang im Bett, bis sie hört, dass beide Kinder zu Hause sind. Sie hat normalerweise keine Einschlafstörungen.

Von einer Einschlafstörung sprechen wir, wenn wir trotz Müdigkeit und »optimalen Bedingungen« (kein Stress durch äußere oder innere Faktoren) nicht einschlafen können. Der Begriff der »optimalen Bedingung« muss an dieser Stelle erläutert werden, denn kaum ein Mensch lebt unter optimalen Bedingungen. Gemeint sind hier auch nicht die absoluten optimalen Bedingungen sozialer oder gesundheitlicher Art. Gemeint sind optimale Bedingungen für den Schlaf, also Ruhe, angenehme Temperatur, passende Schlafgelegenheit usw. Umgangssprachlich ausgedrückt: Eigentlich ist alles in Ordnung, ich kann trotzdem nicht einschlafen. Wenn man den Grund für die Einschlafstörung nicht kennt, kann es sein, dass man sich immer mehr beobachtet und dabei immer wacher wird. Viele steigern sich dann in diesen Versuch einzuschlafen hinein und empfinden sich irgendwann als unfähig, in den Schlaf zu kommen. Sie fangen an, in sich hineinzuhorchen oder Strategien zu entwickeln, trotzdem in den Schlaf zu fallen. Falls sich dies regelmäßig wiederholt, kann das Gefühl entstehen, die Kontrolle über den Einschlafprozess verloren zu haben. Einschlafen passiert dann nicht mehr von alleine, sondern wird schwierig bis unmöglich. Je öfters diese Erfahrung gemacht wird, desto schwieriger wird es, in den Schlaf zu kommen. Irgendwann werden die Personen in der Umgebung beneidet, die sich »einfach hinlegen und weg sind«. Häufig ist dies der Beginn einer → *Insomnie*. Eine Insomnie ist eine Schlafstörung, die ohne körperliche Ursachen aufrechterhalten wird und bei der auch unter optimalen Bedingungen nicht geschlafen werden kann.

! Die Einschlafstörung ist weniger an ein Zeitkriterium gebunden, sondern eher an das gefühlte Unvermögen, zu gegebener Zeit einzuschlafen.

2.2 Durchschlafstörungen

Durchschlafstörungen sind durch unterschiedliche Formen der Schlafunterbrechungen definiert. Wie häufig wachen wir in der Nacht auf? Auf diese Frage gibt es schlechterdings keine vernünftige Antwort, da es noch nicht ausreichend gut erforscht ist. Wir alle haben Schlafunterbrechungen, und zwar sehr viel mehr, als wir es wahrnehmen. Allerdings sind diese Schlafunterbrechungen nicht weiter von Bedeutung, solange wir am nächsten Morgen erholt aufwachen und diese Unterbrechungen nicht in längere Wachphasen einmünden. Es gibt unterschiedliche Arten von Wachsein in der Nacht (s. Tab. 2).

Tabelle 2 Verschiedene Arten des Wachseins nach dem Einschlafen

Schlafunterbrechung	Definition
Aufwachreaktion	Erwachen als Reaktion auf einen Reiz, zum Beispiel einen Ton, in der Regel mit Wiedereinschlafen verbunden
Arousal	Eine minimale Unterbrechung des Schlafes im Sekundenbereich. Der Schlaffluss wird unterbrochen. Arou-

Tabelle 2 (Fortsetzung)

Schlafunterbrechung	Definition
	sals treten häufig in Folge von Atempausen im Schlaf oder auch periodischen Beinbewegungen auf.
Wachphasen in der Nacht	Abgegrenzte längere Wachphasen in der Nacht, werden meist als unangenehm erlebt
Endgültiges Aufwachen	Wachwerden, ohne dass ein Wiedereinschlafen möglich ist

Aufwachreaktion

Eine Aufwachreaktion ist normal, schließlich ist der Körper nicht in Narkose, wenn er schläft, sondern immer erweckbar. Das Aufwachen sollte nicht in endgültiges Wachsein einmünden, im Idealfall schlafen wir gleich wieder ein. Wenn wir im Tiefschlaf sind, brauchen wir einen lauteren Reiz um aufzuwachen als in den leichteren Schlafstadien. Aufwachreaktionen passieren aufgrund äußerer Reize (Lärm), aber auch aufgrund körperlicher Reize (zum Beispiel Schmerzen). Atempausen im Schlaf können einen ebenso aufwecken wie Schmerzen beim Umdrehen. Darum lohnt es sich, bei häufigem Aufwachen in der Nacht nach der Ursache zu forschen.

Arousal

Die kürzeste Schlafunterbrechung wird → *Arousal* genannt. Hierbei wacht die schlafende Person nicht auf, sondern zeigt für Sekunden einen weniger tiefen Schlaf. Man kann sich das anhand eines Zugs vorstellen. Ein Zug kann kurz bremsen, ohne wirklich zum Stehen zu kommen, das wäre ein Arousal. Arousals sind so kurz, dass sie nicht wahrgenommen werden, sie können jedoch den Schlaffluss erheblich stören. Man merkt dann, dass man nicht so erholt ist. Arousals haben in der Regel einen körperlichen Grund, in einem Schlaflabor kann man diese Arousals abklären. Hier kann anhand einer parallelen Aufzeichnung von Hirnströmen, Atmung und Beinmuskulatur schon zwei sehr häufige Gründe für Arousals herausgefunden werden: nämlich Atempausen oder periodische Beinbewegungen im Schlaf. Atempausen sind häufig mit Arousals kombiniert. Am Ende der Atempause wird in der Regel tief Luft geholt und damit einhergehend kann es zu einer kurzen Schlafunterbrechung kommen. Darum macht eine unbehandelte → *Schlafapnoe* (Atmungsstörung im Schlaf) auch müde oder stört den Schlaf (s. Abschn. 3.2). Ein weiterer Grund für Arousals können sogenannte periodische Beinbewegungen im Schlaf sein (s. Abschn. 3.4). Der Zusammenhang ist letztlich noch nicht geklärt, allerdings können periodische Beinbewegungen im Schlaf sowie auch Atempausen zu einer »Schlaffragmentation« führen: Der Schlaf wird durch die ständigen Arousals sozusagen zersetzt und ist nicht mehr erholsam. Um dies deutlich zu machen, ein Beispiel aus der Musik: Stellen Sie sich vor, jemand spielt eine Violine und unterbricht immer wieder das Geigenspiel. Sie erkennen zwar noch das Musikstück, es ist aber kein Genuss mehr, es zu hören.

Definition

Arousals sind ultrakurze Unterbrechungen des Schlafflusses, die meist körperliche Ursachen (wie zum Beispiel Atempausen im Schlaf) haben.

Die meisten Personen, bei denen auffällig viele Arousals gefunden werden, klagen über einen leichten Schlaf. Sie haben das Gefühl, bei jedem kleinen Geräusch wach zu werden. Der Schlaf ist nicht erholsam und sie fühlen sich morgens wie gerädert. Arousals können aber auch zu richtigen Aufwachreaktionen führen.

Nächtliches Wachliegen

Von den Arousals sind die Wachzeiten im Schlaf zu unterscheiden. Die Person ist hier wach und kann sich in der Regel auch am nächsten Tag daran erinnern. Es gibt keine »noch normale« Wachzeit in der Nacht. Einige schlafen nach kurzer Zeit wieder ein, andere Personen brauchen gefühlt Stunden, um wieder einzuschlafen. Idealerweise haben wir keine Wachzeiten im Schlaf. Kurze

Wachzeiten in der Nacht sind nichts Außergewöhnliches und müssen nicht auf Kosten der Erholsamkeit gehen. Während Arousals vom Schläfer nicht bemerkt werden, werden nächtliche Wachzeiten bezüglich ihrer Dauer häufig überschätzt. Die nächtliche Wachzeit kommt uns immer ein wenig länger vor, als sie tatsächlich ist. Bei Schlafgestörten ist dieser Effekt noch größer und darum werden nächtliche Wachzeiten noch quälender empfunden.

> **!** Nächtliche Wachzeiten werden oft länger erinnert und damit in ihrer Dauer überschätzt.

Wenn wir nachts aufwachen und nicht sofort wieder einschlafen, kann das unterschiedliche Gründe haben (s. Kasten).

Gründe, die das Wiedereinschlafen nach nächtlichem Aufwachen verhindern

- zu helles Licht
- Lärm, zum Beispiel schnarchender Bettnachbar
- Sorgen
- starke Emotionen, wie zum Beispiel Ängste oder Trauer
- Schmerzen
- Tinnitus

Zu helles Licht oder unregelmäßiger Lärm, wie zum Beispiel Schnarchgeräusche, können ein nächtliches Wiedereinschlafen erschweren. Dies ist insbesondere dann der Fall, wenn die Geräusche auch noch emotional negativ bewertet werden. Viele Frauen sind nächtlichem Schnarchen ihres Bettpartners ausgesetzt (in einigen Fällen auch die Männer) und meist wird das Problem dadurch gelöst, dass einer der Bettpartner aus dem Schlafzimmer zieht. Wenn dies nicht möglich ist, können Durchschlafstörungen vorprogrammiert sein. Ohrstöpsel können das Problem mildern. Ansonsten sollte bei sehr lautem und unregelmäßigem Schnarchen ein HNO-Arzt aufgesucht werden. Auch unangenehme Empfindungen wie zum Beispiel Schmerzen oder Ohrgeräusche (Tinnitus) können nächtliches Wiedereinschlafen erschweren. Schmerzen beeinträchtigen die Entspannungsfähigkeit, der Körper verkrampft sich automatisch, wodurch Schmerzen eher noch verstärkt werden. Im Falle von Schmerzen beim Liegen lohnt der Gang zum Arzt. Bei chronischen Schmerzen im Liegen kann unter Umständen die richtige Matratze Abhilfe schaffen. Schmerzen, Ohrgeräusche, schnarchender Bettnachbar oder andere Störfaktoren lassen sich nicht immer vermeiden. Man kann sie nachts nicht abstellen, sollte sich ihnen aber auch nicht unnötig lang aussetzen und versuchen, sie zu lindern, indem man entsprechende professionelle Hilfe sucht.

Die wichtigsten Störfaktoren beim Wiedereinschlafen sind jedoch mit Sicherheit starke Emotionen, vor allem Ärger und Sorgen. Negative Gefühle sind nicht nur unangenehm, sie sorgen vor allem für erhöhte Anspannung, also für Stress, und Stress erschwert Schlaf. Besonders nachts sind wir negativen Emotionen schutzloser ausgesetzt als am Tage. Dies hat mehrere Gründe: Erstens erleben wir alle in der Nacht ein Stimmungstief, insbesondere zwischen zwei und drei Uhr. Dieses Stimmungstief ist physiologisch bedingt (= normal und beim gesunden Menschen auftretend) und kann auch bei ansonsten guter Gefühlslage auftreten. So kann es passieren, dass Themen, die man nachts als besonders dramatisch empfindet, am nächsten Tag nur halb so schlimm erscheinen. Ein weiterer Grund für diese kleine nächtliche Depression ist der Mangel an Ablenkung, den wir nachts bei Dunkelheit im Bett erfahren. Wir sind den Gedanken also komplett ausgeliefert, was wie ein Brennglas funktioniert. Nächtliches quälendes Grübeln über belastende Inhalte hat also einen wachmachenden Effekt und kann zudem dazu führen, dass die Nacht als besonders unangenehm in Erinnerung bleibt.

2.3 Früherwachen

Nächtliches Aufwachen mit Wiedereinschlafstörungen kann so gravierend sein, dass die Schlafperiode quasi vorzeitig beendet ist. Dies wird in der Fachsprache als Früherwachen bezeichnet. Früherwachen bedeutet ein Aufwachen deutlich vor dem geplanten Aufwachen mit dem Gefühl, dass die Nacht zu Ende sei. Dies passiert meist um drei bis vier Uhr. Ein Wiedereinschlafen ist in der Regel nicht mehr möglich. Dieses frühe Erwachen wird als quälend und frustrierend empfunden und geht oft mit einer sehr schlechten Stimmung einher. Früherwachen kann ein Zeichen einer Depression sein. Die meisten Personen mit Depressionen bemerken ihre depressive Episode durch einen gestörten Schlaf, typischerweise leiden sie weniger unter Einschlafstörungen als unter Früherwachen. Wenn Früherwachen und Probleme, wieder einzuschlafen, mit schlechter Stimmung und vermindertem Antrieb einhergehen, sollte ein Arzt aufgesucht werden.

Früherwachen kann aber auch mit sehr unregelmäßigen Schlafzeiten zusammenhängen. Es ist dann ein Ausdruck von zu geringem Schlafdruck. Wenn beispielweise im Vorfeld der Bettzeit schon geschlafen wird, ist für den Rest der Nacht quasi nicht mehr genug Schlafdruck vorhanden. Die betroffene Person wacht vorzeitig auf und ist wach.

Beispiel

Herr J. legt sich abends nach dem Abendessen gerne ein Stündchen auf die Couch. Es dauert nicht lange und er ist eingeschlafen. Meist wird er dann durch seine Frau geweckt. Wenn er später um 23.30 Uhr ins Bett geht, kann er zwar relativ gut einschlafen, ist aber dann schon nach drei Stunden wieder wach und zwar so, dass er nicht mehr einschlafen kann.

! Schlaf ist dann erholsam, wenn er weder durch häufige Arousals noch durch lange Wachzeiten mit unangenehmen Gefühlen oder Früherwachen unterbrochen ist.

2.4 Was ist eine Schlafstörung?

Eine Schlafstörung ist eine Erkrankung. Zu einer Erkrankung gehört ein festumrissenes Beschwerdebild, eine mögliche Ursache und eine Behandlung.

Exkurs

Arten von Schlafstörungen

In der gängigen **Internationalen Klassifikation für Erkrankungen** (ICD-10) werden unterschiedliche Schlafstörungen aufgeführt. Die bekanntesten sind:

- die Insomnie, chronische Schlafstörungen (Ein-/Durchschlafstörungen, schlechte Schlafqualität), die keine körperliche Ursache haben
- die → *Hypersomnie*, erheblich erhöhte Tagesmüdigkeit und -schläfrigkeit
- die Narkolepsie, die durch einschießende Muskelschwäche tagsüber und ungewolltem plötzlichen Einschlafen tagsüber gekennzeichnet ist
- schlafbezogene Atmungsstörungen, wie z. B. das Schlafapnoe-Syndrom (Atemaussetzer im Schlaf)
- schlafbezogene Bewegungsstörungen, wie z. B. das → *Restless-Legs-Syndrom* (neurologische Störung, die zu einem erhöhten Bewegungsdrang der Beinen am Abend und in der Nacht führt)
- → *Parasomnien*, Verhaltensauffälligkeiten im Schlaf (wie z. B. Schlafwandeln, Alpträume, Knirschen)

Darüber hinaus gibt es noch eine Reihe anderer Krankheitsbilder, die jedoch relativ selten auftreten.

Schlafstörungen können sich deutlich in Bezug auf die Ursache und die Behandlung unterscheiden. Beispielsweise werden Apnoen im Schlaf durch einen Kollaps im Bereich der oberen Luftwege verursacht (s. auch Abschn. 3.2). Es handelt sich hier also um eine rein mechanische Ursache, die durch Übergewicht oder zu enge Luftwege zustande kommen kann. Die Insomnie hingegen wird durch eine gegenseitige Verstärkung psychologischer und physiologischer Mechanismen verursacht. Während die Schlafapnoe mit einer Beatmungsmaske behandelt werden kann, ist die → *Verhaltenstherapie* bei der Insomnie die Therapie der ersten Wahl.

Die richtige Behandlung einer Schlafstörung hängt also von der Zuordnung zur richtigen Ursache zusammen. Diese Diagnostik kann einige Zeit dauern und unter Umständen aufwendig sein. Beispielsweise kann sie mit einem Aufenthalt im Schlaflabor verbunden sein (s. Abschn. 1.2 zum Schlaflabor). In den meisten Fällen lohnt jedoch der Aufwand, da das Übersehen einer körperlichen Ursache unter Umständen fatale Folgen haben kann. Grundsätzlich können die Ursachen drei Bereichen zugeordnet werden:

- Verhalten/Denken
- körperliche Ursachen
- Umgebungsfaktoren

Abbildung 2 gibt einen Ausschnitt über die häufigsten Gründe.

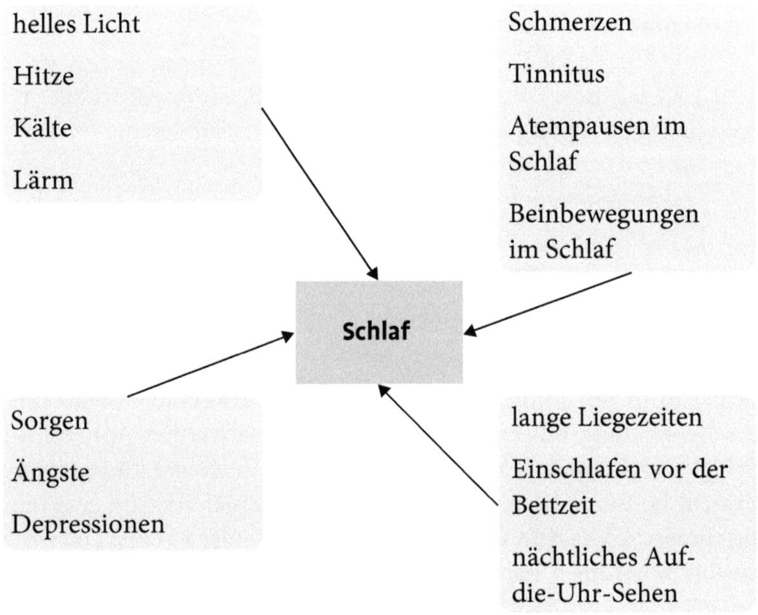

Abbildung 2 Faktoren, die den Schlaf schädigen können

Wie in Abbildung 2 ersichtlich ist, kann Schlaf durch unterschiedliche Dinge beeinträchtigt werden. Neben den körperlichen Ursachen können Umgebungsfaktoren eine Rolle spielen. Am häufigsten sind jedoch die psychischen Faktoren und Verhaltensweisen, die zu einer gestörten Schlafqualität führen.

Was sind die häufigsten Ursachen für gestörten Schlaf? Dieser Frage widmet sich das nächste Kapitel.

3 Ursachen für gestörten Schlaf

3.1 Schnarchen

Schnarchen ist bei Männern vor allem höheren Alters verbreitet. Rund 60% der Männer und 40% der Frauen schnarchen, es ist also eine relativ »normale« Angelegenheit. Was ist Schnarchen eigentlich? Das Schnarchgeräusch entsteht durch flatterndes Gewebe im Rachenraum. In der Regel ist dabei die Nasenatmung behindert, darum schnarchen wir auch mehr, wenn wir erkältet sind. Mit dem Alter wird das Gewebe schlaffer und im Schlaf ist die Muskulatur noch schwächer. Vor daher steigt die Wahrscheinlichkeit, dass wir in höherem Alter anfangen zu schnarchen. Es gibt zwei Dinge, die Schnarchen begünstigen: Erstens Alkohol und zweitens Medikamente mit stark beruhigendem Effekt, wie zum Beispiel → *Benzodiazepine*. Letztere werden oft als Schlafmittel eingesetzt. Beides sind in Bezug auf die Muskelspannung sozusagen Weichmacher. Schnarchen ist in der Regel harmlos, wenn auch insbesondere für den Bettnachbarn unangenehm. Es kann jedoch zu einem gesundheitlichen Problem werden, nämlich dann, wenn es laut und unregelmäßig ist. Es kann dann ein Zeichen einer Atmungsstörung im Schlaf sein. In diesem Fall sind die Atemwege beim Einatmen durch das schlaffe Gewebe so verengt, dass nicht mehr genug Luft durchkommt. In der Folge wird Luft vermehrt eingesogen. Dieses sogenannte obstruktive Schnarchen ist die Vorstufe von Apnoen. Wenn Sie laut und unregelmäßig schnarchen und zusätzlich unter nicht erholsamen Schlaf oder Schlafstörungen leiden, sollten sie die nächtliche Atmung durch einen Facharzt abklären lassen. Dies kann durch eine Polygraphie passieren.

3.2 Schlafapnoe

Ein Grund für Durchschlafstörungen oder nicht erholsamen Schlaf kann eine gestörte Atmung im Schlaf sein. Wenn wir schlafen, sorgt der

Körper dafür, dass wir normal (wenn auch etwas ruhiger) weiteratmen. Unter gewissen Umständen kann es jedoch zu Atempausen kommen. Die oberen Luftwege verschließen sich dabei kurz, sodass zu wenig oder gar keine Luft mehr durchgeht. Im Falle eines vollständigen Verschlusses würde man von einer Apnoe sprechen, ansonsten von einer Hypopnoe. Bei einer Hypopnoe findet eine Verengung der oberen Luftwege statt, die dazu führt, dass zu wenig Luft durchkommt.

! Atempausen im Schlaf, sogenannte Apnoen, sind bei Männern eine häufige Ursache für gestörten Schlaf.

Die Gründe für den Verschluss sind meist mechanisch bedingt, zum Beispiel zu enge obere Luftwege oder ein zu schlaffes Gewebe. Die Behandlung geschieht in der Regel, indem man Luft mit Überdruck hineinbläst und so die oberen Luftwege sozusagen mit einem Luftstrom schient. Diese Maschine wird → *CPAP* genannt, Continuous Positive Airway Pressure. Die Störung, das »Schlafapnoe-Syndrom« betrifft meist Männer mittleren Alters und wird durch Übergewicht begünstigt. Auch regelmäßiger Alkoholkonsum kann zu vermehrtem Auftreten von Schnarchen und von Atempausen führen. Einige Betroffene werden von ihren Bettnachbarn darauf aufmerksam gemacht, dass sie schnarchen oder im Schlaf mit dem Atmen immer wieder aufhören. Viele Betroffene merken jedoch nicht, dass sie Atempausen haben. Sie merken nur, dass sie schlecht schlafen, öfters aufwachen und/oder am nächsten Tag wie gerädert sind. Wenn also unregelmäßiges Schnarchen und eine gestörte Schlafkontinuität bestehen, könnte eine schlafbezogene Atmungsstörung vorliegen. Man kann in diesem Fall eine Polygraphie durchführen.

Definition

Eine **Polygraphie** (Apnoe-Screening) ist eine Methode, die nächtliche Atmung ambulant zu untersuchen. Die Atmung wird mit Messfühlern über die Nacht im Schlaf aufgezeichnet und kann am nächsten Tag ausgewertet werden. Der Betroffene kann dabei zu Hause untersucht werden. Apnoe-Screening-Geräte zeichnen normalerweise keinen Schlaf auf. In der Regel werden sie von Lungenfachärzten, aber auch von HNO-Ärzten ausgegeben.

3.3 Unruhige Beine am Abend

Das Syndrom der unruhigen Beine (Restless-Legs-Syndrom: RLS) ist eine neurologische Störung, die häufig zu Schlafstörungen führen kann. Sie betrifft vor allem Frauen in mittleren Altersklassen. Typischerweise beschreiben die betroffenen Personen Kribbelgefühle, die sich wie »Ameisenlaufen« anfühlen können, in den Waden oder in den Füßen. Diese Gefühle sind so unangenehm, dass die Beine bewegt werden müssen, entweder durch Aneinanderreiben oder durch spontanes Gehen. Viele Patienten massieren ihre Beine oder reiben sie mit kühlendem Franzbranntwein ab. Die Störung tritt nur in Ruhe auf und meist in den Abendstunden. In seltenen Fällen können auch die Hände betroffen sein. Spontanes Bewegen oder auch Massieren führt sofort zu einer Besserung. Mit diesem Syndrom der unruhigen Beine können Beinzuckungen in der Einschlafphase und im Schlaf auftreten (s. Abschn. 3.4.). Das Restless-Legs-Syndrom kann so ausgeprägt sein, dass sich dadurch das Einschlafen deutlich verzögert, weil die Betroffenen einfach nicht zur Ruhe

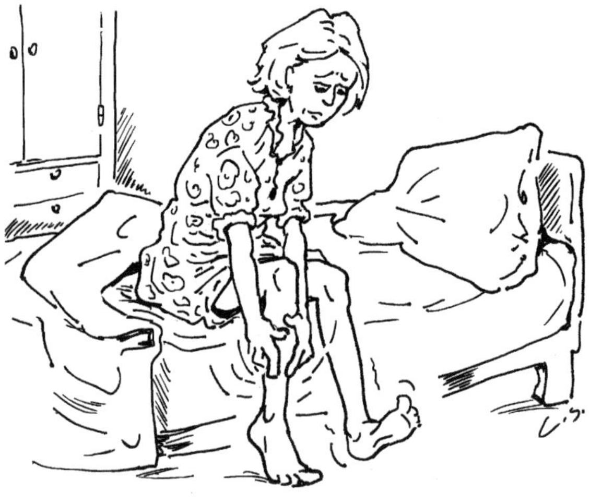

kommen. Zur Behandlung des RLS sind bestimmte Medikamente zugelassen, diese müssen allerdings dauerhaft eingenommen werden.

3.4 Beinbewegungen im Schlaf

Zusammen mit dem Restless-Legs-Syndrom können nachts im Schlaf Beinbewegungen auftreten. Sie können während der Einschlafphase und während des Leichtschlafes vorkommen. Die periodischen Beinbewegungen sollte man sich nicht als heftige Bewegungen mit den Beinen vorstellen, dann müssten sie im Schlaflabor nicht gemessen werden. Sie können als sehr diskrete Bewegungen der Füße auftreten. Sie treten periodisch auf, das heißt regelmäßig in bestimmten Abständen, und können den Schlaffluss unterbrechen. Insofern sind sie für den Schlafmediziner interessant. Auch wenn die Bewegungen harmlos und kaum merklich passieren, wird unter Umständen in der Schlaflabormessung sichtbar, dass sie den Schlaf stören und zu Arousals (den ultrakurzen Schlafunterbrechungen) führen. Personen, die davon betroffen sind, leiden oft unter Durchschlafstörungen und haben das Gefühl, dass der Schlaf nicht erholsam ist, oder wachen ohne erkenntlichen Grund auf. Manche berichten auch von einem zerwühlten Bett am Fußende. Es kann vorkommen, dass sich die Person, die daneben schläft, durch die Beinzuckungen gestört fühlt. Diese periodischen Beinbewegungen im Schlaf können zusammen mit dem Restless-Legs-Syndrom auftreten, aber auch unabhängig davon.

Wann muss man periodische Beinbewegungen behandeln? Die Frage, ob und wann diese Art der unbewussten Beinbewegungen behandelt werden müssen, wird in der Wissenschaft noch diskutiert. Man sollte sie dann behandeln, wenn der schlafstörende Effekt so ausgeprägt ist, dass ein erholsamer Schlaf nicht mehr möglich ist. Dies kann vor allem im Schlaflabor festgestellt werden. Hier kann man sowohl die Beinbewegungen als auch die Schlafkontinuität messen.

3.5 Externe Ursachen für gestörten Schlaf

Es gibt eine Reihe von Umwelteinflüssen, die den Schlaf beeinträchtigen können. Diese sind in der Regel trivial. Jeder kann sich denken, dass lauter und unregelmäßiger Lärm, Hitze oder Kälte oder grelles Licht dazu gehören. Extreme Höhe oder auch Tiefe sind alles Stressbedingungen, die dem Schlaf erstmal abträglich sein können, da sich der Körper daran gewöhnen muss. Aber was ist mit dem Mond oder elektromagnetischen Feldern? Was ist mit Wasseradern?

Exkurs

Der Mond und unser Schlaf

Dass Vollmond den Schlaf verschlechtert, ist für viele eher eine Tatsache als eine Meinung. Was aber ist dran an dem Effekt der Mondphasen auf den Schlaf? Zunächst ist der Mond natürlich eine Lichtquelle, die je nach klimatischen Bedingungen erheblich sein kann. Wenn wir nachts schlafen, stört Mondlicht nicht, wenn wir aufwachen, kann helles Mondlicht uns noch wacher machen, insbesondere dann, wenn wir der Meinung sind, dass der Mond einen Einfluss auf den Schlaf hat. Hier kommen wieder unsere Einstellungen und Annahmen als mögliche Einflussfaktoren auf den Schlaf zum Tragen. Wenn wir davon überzeugt sind, dass Mondphasen den Schlaf beeinflussen, wird sich dies auch in Einschlafstörungen während des Vollmondes bemerkbar machen. Tatsächlich haben sich Forscher mit dem Thema Schlaf und Vollmonde auseinandergesetzt und keinen Zusammenhang gefunden.

Weder für den Mond noch für Wasseradern oder elektromagnetische Felder gibt es wissenschaftliche Daten, die auf einen ernstzunehmenden schlafstörenden Effekt hindeuten. Auch hier gilt: Es ist die Sorge, dass es so sein könnte, die den Einschlafprozess stören kann. In der Tat ist der Mensch sehr anpassungsfähig und kann unter allen möglichen Bedingungen schlafen.

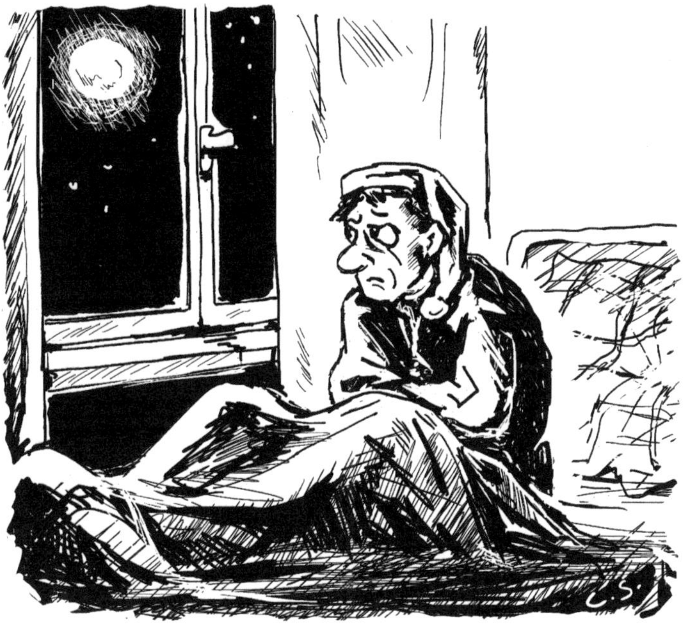

3.6 Psychologische Ursachen für gestörten Schlaf

Falsches Denken ist eine der häufigsten Ursachen für gestörten Schlaf. Was ist darunter zu verstehen? Wie kann eine bestimmte Art zu denken oder besser gesagt bestimmte Denkinhalte unser Einschlafen stören?

Beispiel

Frau G. hat das einmal gelesen, dass man am besten schläft, wenn es absolut dunkel sei, weil Licht wachmachen würde. Sie hat das als logisch empfunden. Daraus hat sich die Einstellung entwickelt: »Ich brauche Dunkelheit, um schlafen zu können.« Wenn sie nun in einem Zimmer übernachten muss, in dem es keine Vorhänge gibt, denkt sie: »Heute kann ich bestimmt nicht schlafen.«

Einstellungen werden irgendwann als Fakten abgespeichert und entziehen sich so einer Überprüfung. Unsere Einstellungen, die wir mit uns herumtragen, sind wie unsere inneren Bewusstseinsprogramme. Sie bestimmen nicht nur unsere Art zu denken, sondern sie bestimmen auch unsere Wahrnehmung. In dem Beispiel würde Frau G. kleine Lichtquellen im Schlafzimmer heller wahrnehmen als Personen, die keine Dunkelheit zum Schlafen brauchen. Sie würde diese Lichtquellen wahrscheinlich als Grund für ihre antizipierten Schlafstörungen bewerten. Einstellungen können auch kollektiv verankert sein. Welche Einstellungen herrschen in unserer Gesellschaft bezüglich des Schlafes vor?

Eine Einstellung heißt: Schlaf muss uns fit machen

Schlaf dient in den industriellen Gesellschaften vor allem der Regeneration. Schlaf sollte uns erholen, damit wir am nächsten Tag wieder leistungsfähig sein können. Während Schlaf früher vor allem wegen der Träume interessant war, ist Schlaf nun eine Bedingung für Fitness und Leistungsfähigkeit. Wenn Schlaf zur Regeneration dient und somit Voraussetzung für Leistung ist, entsteht das Bedürfnis, Schlaf unter Kontrolle zu bringen. Und da Schlaf messbar ist, kann dies auch quantifiziert werden. Nicht umsonst sind die Messbänder, die wir nun am Handgelenk tragen können, mit Funktionen ausgestattet, die sowohl unsere Tagesaktivitäten als auch unseren Schlaf quantifizieren können. Wozu führen diese Aufzeichnungen? Sie führen auf jeden Fall dazu, dass verglichen wird. Wir vergleichen den gemessenen Schlaf mit einer Idealnorm und stellen unter Umständen fest, dass er unzureichend ist. Schlaf wird uns nun als Messergebnis präsentiert, das es zu optimieren gilt. Wie kann ich schlafen, dass ich ausreichend Tiefschlaf habe? So kommt es in ärztlichen Sprechstunden vor, dass oft jüngere Patienten ihre Schlafdaten gleich zur ersten Sprechstunde mitbringen. Sie zeigen dann sozusagen schwarz auf weiß, wie »schlecht« sie schlafen. Die Tatsache, dass Schlaf protokolliert oder auch gemessen wird, ist an sich nicht problematisch. Problematisch wird es, wenn die kontinuierliche Messung des Schlafes aus dem Bedürfnis entsteht, auch diesen physiologischen Prozess »zu optimieren«. Die Einstellung, Schlaf sei eine Regenerationsquelle, die »funktionieren« müsse, kann für den Prozess des Einschlafens problematisch werden. Wenn geschlafen werden »muss«, funktioniert er in der Regel nicht! Wenn wir von Schlaf zu viel erwarten, entsteht Druck, und Druck ist der Feind des Schlafes.

Mediale Aufmerksamkeit

Gestörter Biorhythmus: Zu wenig Schlaf macht krank
STERN.de

Wenn Sie Ihr Handy abends nicht aus der Hand legen, werden Sie dick
focus.de, 28.03.2018

Warum Schlafmangel dick macht
Ärzteblatt.de, 07.08.2013

Schlafmangel macht krank
welt.de, 05.06.2009

Zu wenig Schlaf macht wirklich krank
Spektrum, 31.08.2015

Wissenschaft: Wenig Schlaf macht unbeliebt
ZEIT ONLINE - Die Zeit

Depressionen: Wenig Schlaf kann zu Depressionen führen
T-Online

Abbildung 3 Schlagzeilen zum Thema Schlafmangel und Gesundheit

Kennen Sie solche Meldungen in der Presse? Was geht Ihnen durch den Kopf, wenn Sie so etwas lesen? Es gibt kaum ein Thema in der Medizin, welches durch so viele Vorurteile belegt ist wie der Schlaf. Schlaf, seine Störungen und deren Folgen finden sich regelmäßig in den Medien als Gesundheitsthema wieder. Schlagzeilen über die vermeintlichen Folgen von Schlafstörungen lassen aber nicht nur aufhorchen, sie können auch zu einer Verstärkung der Schlafstörung führen, indem sie irrationale Ängste schüren. Was ist nun dran an all den Hiobsbotschaften über die Folgen von zu wenig Schlaf? Macht Schlafmangel tatsächlich »krank, dick oder dumm«? Gibt es »den« gesunden Schlaf als Bedingung, um langfristig Krankheit zu vermeiden? Oder bedienen diese Headlines nicht nur Ängste, ähnlich wie die Angst, sich ungesund zu ernähren oder durch Elektrosmog geschädigt zu werden?

»Alles Kopfsache«, hatte mal ein Patient nach der Therapie gesagt und damit unbewusst eine Kernaussage zu den Ursachen der sogenannten Insomnie gemacht. »Kopfsachen« können hartnäckig sein. Sie sind so gefährlich, weil sie einem eben nicht bewusst sind. Viele dieser Schlagzeilen erzeugen Ängste, die wiederum mit Stress einhergehen, und Stress ist der Feind des Schlafes. Auch wenn der Wahrheitsgehalt der meisten dieser Headlines als gering einzustufen ist, kann man mit Sicherheit sagen, dass sie in vielen Fällen Schlafstörungen verstärken.

Irrationale Überzeugungen

Im unteren Kasten sind Beispiele für Überzeugungen über den Schlaf aufgeführt.

Welche Überzeugungen haben Sie über den Schlaf? In einem Selbsttest können Sie hier überprüfen, ob Ihr Wissen bezüglich des Schlafes irrational ist.

Und jetzt Sie!

Kreuzen Sie an, was Sie für richtig halten. Wichtig: Kreuzen Sie rasch und ganz spontan an, nicht lange nachdenken!

Meine Überzeugungen	trifft zu
Man muss mindestens sieben Stunden Schlaf durchschnittlich in der Nacht haben.	
Wenn ich nicht richtig schlafe, werde ich krank.	
Nur Medikamente können mir im Falle von Schlafstörungen helfen.	
Schlafstörungen machen alt.	
Bei Vollmond ist der Schlaf generell schlechter.	
Der Schlaf vor Mitternacht ist der beste.	

Meine Überzeugungen	trifft zu
Wer nachts nicht schläft, schadet seinem Körper.	
Schlafstörungen sind angeboren.	
Man muss ein Leben lang mit seiner Schlafstörung zurechtkommen.	
Schlafmittel machen abhängig.	
Wer schlecht schläft, stirbt früher.	
Zu wenig Schlaf macht dick.	

Wie viele Kreuze haben Sie gemacht? Nun: keine dieser Aussagen ist richtig. Die Erwartung, mindestens sieben oder sogar acht Stunden in der Nacht schlafen zu müssen, speist sich häufig aus Informationen aus den Medien oder der geäußerten Besorgnis von Angehörigen (»Das kann doch gar nicht gesund sein, so wenig zu schlafen«). Zwar ist es tatsächlich so, dass epidemiologische Untersuchungen (d. h. systematische Befragungen der Bevölkerung) zeigen, dass die durchschnittliche Schlafdauer in der Bevölkerung bei ca. 7,5 Stunden liegt und wer mag schon gerne dauerhaft darunterliegen? Allerdings handelt es sich bei dieser Anzahl von Stunden nur um einen sogenannten Mittelwert, der selber nichts über die Abgrenzung von normal zu krankhaft aussagt. Das bedeutet, selbst wenn die Mehrzahl der Bevölkerung ca. sieben Stunden im Durchschnitt schläft, bedeutet das nicht, dass eine erreichte Schlafdauer von 5,5 Stunden »abnormal« ist. Im Gegenteil, sogenannte Kurzschläfer können durchaus produktiv sein und so mancher Langschläfer würde gerne mit weniger Schlaf auskommen.

! Unrealistische Erwartungen an den Schlaf können Schlafstörungen verursachen.

Eine weitere sehr häufige und »krankmachende« falsche Annahme ist die Idee, dass Schlafstörungen Schicksal sind und dass man sein Leben lang damit zurechtkommen muss. Diese Einstellung entsteht oft dann, wenn alle Behandlungsversuche ergebnislos verlaufen sind. Viele Patienten erzählen, dass sie bereits »alles versucht« hätten, ohne Erfolg. Einige Patienten stellen sogar ihr Leben um, essen früher oder trinken keinen Kaffee mehr, auch nicht mehr am Morgen. Wenn alles nichts bringt, muss man wohl einfach lernen, damit »zurechtzukommen«. Es gibt auch Therapeuten, die ihren Patienten erzählen, dass sie sich darauf einstellen sollten, ihr Leben lang Medikamente zu nehmen. Das Fatale an dieser Überzeugung ist, dass sich der Betroffene bezüglich der Schlaffähigkeit sozusagen aufgibt und den »richtigen« Behandlungsmethoden nicht mehr aufgeschlossen gegenüber ist. Dabei ist kaum eine Störung so gut zu behandeln wie die Insomnie.

! Die Aufklärung über die richtigen und falschen Überzeugungen verändert nicht nur unser Denken über den Schlaf, sondern auch den Schlaf selber.

Je mehr Vorurteile mit dem Schlaf und seinen Umständen behaftet sind, desto schwieriger wird es, »alles richtig zu machen«. Und nicht selten führt das Bedürfnis, alles richtig zu machen, zu vermehrter Anspannung und damit zu schlechtem Schlaf. Aber wie sind diese irrationalen Überzeugungen entstanden? Viele entstehen durch eine Scheinplausibilität. Nach dem Motto: »Das kann doch nicht gesund sein, wenn …« Oft sind es persönliche Erfahrungen, die geteilt werden. »Wenn ich weniger als sieben Stunden schlafe, bin ich zu nichts zu gebrauchen. Das muss doch anderen auch so gehen«, »Man fühlt sich nach so wenig Schlaf so elend, das kann doch nicht gesund sein«. Diese Erfahrungen werden verallgemeinert und irgendwann als Wahrheiten propagiert, insbesondere, wenn sich Experten auf diesem Gebiet mit unterstützenden Aussagen hervortun. Allerdings gibt es zu keiner dieser und vieler anderer Überzeugungen wissenschaftliche Studien, die diese Hypothesen ausreichend gut belegen.

Falsche Einstellungen oder Vorurteile verunsichern nicht nur, sie können auch noch andere Folgen haben: Sie können zu falschen Verhaltensweisen führen und somit zu schlechten Schlafgewohnheiten. Diese Folge wiederum ist einer der Hauptgründe für gestörten Schlaf!

3.7 Verhaltensweisen, die unseren Schlaf stören können

Schonhaltung

Einstellungen verändern nicht nur unsere Wahrnehmung, sie bestimmen auch unser Verhalten. Die Einstellung, »ein schlechter Schläfer« zu sein, führt zu anderen Verhaltensweisen bezüglich des Schlafes als die Einstellung, ein guter Schläfer zu sein. Je schlechter wir unsere Schlaffähigkeit einschätzen, desto vorsichtiger und umsichtiger werden wir. Sie können es mit dem Autofahren vergleichen. Jemand, der sich als sicherer und kompetenter Autofahrer erlebt, wird keine Vorsichtsmaßnahmen ergreifen, wenn die Strecke ein wenig kurviger sein wird. Er wird vor längeren Autofahrten auch nicht nervös sein. Ein »schlechter« Autofahrer hingegen wird sich beim Autofahren auf einer kurvigen Landstraße stärker selber beobachten und unter Umständen auf schwierige Autofahrten verzichten. Ein guter Schläfer wird kaum nervös, wenn er beispielsweise in einem anderen Bett oder in ungewohnter Umgebung schlafen muss. Anders ein vermeintlich schlechter Schläfer, der gleich Vorsichtsmaßnahmen ergreift, wie zum Beispiel Ohrstöpsel oder ein Schlafmittel, vielleicht wird er auch versuchen, ein besonders ruhiges Zimmer zu bekommen. Er wird also eine Schonhaltung einnehmen, was wiederum den Erwartungsdruck noch weiter verstärken wird. Dieser Erwartungsdruck kann ein Grund dafür sein, dass der Schlaf genau in dieser Nacht schon schlechter wird. Je vorsichtiger mit dem Schlaf umgegangen wird, desto schlechter kann er werden. Viele Verhaltensweisen, die Schlafgestörte zeigen, kann man bei Schlafgesunden nicht beobachten.

Eine Schonhaltung beschreibt Verhaltensweisen, die aus der Motivation entstehen, den Schlaf zu »schützen«.

Ein besonders eindrückliches Beispiel für schlafstörende Verhaltensweisen im Sinne einer Schonhaltung sind unregelmäßige Bettzeiten. Viele Schlafgestörte schlafen morgens länger, weil sie dann »endlich einmal« schlafen können. Dadurch vermindert sich der Schlafdruck. Andere gehen extra früh ins Bett, um dem Körper eine möglichst lange Zeitspanne zum Schlafen zu geben. Durch lange und unregelmäßige Bettzeiten kann kein gleichmäßiger Schlaf-Wach-Zyklus aufgebaut werden. Außerdem entstehen durch zu lange Bettzeiten lange Wachphasen. Die Strukturierung der Bettzeiten ist ein wesentliches Behandlungselement der Verhaltenstherapie für Insomnie.

Beispiel

Frau Z. hat seit langem Schlafstörungen und schafft es manchmal nicht, vor 2 Uhr einzuschlafen. Morgens, wenn der Wecker klingelt, kann sie dann am besten schlafen und gibt diesem Schlafbedürfnis auch nach. Es kann sein, dass sie dann bis 9 Uhr liegen bleibt. Sie sagt sich, jetzt kann mein Körper einmal schlafen, nun will ich ihm diesen Luxus nicht nehmen.

Ein anderes Beispiel für eine Schonhaltung ist, sich am Abend zu schonen und nicht mehr auszugehen, um Stress zu vermeiden. Dies führt zu einer sozialen Isolation, einer schlechteren Stimmung und einer stärkeren Fokussierung auf den Schlaf.

Starren statt schlafen

Es gibt aber auch schlafstörende Verhaltensweisen, die nicht einer Schonhaltung entspringen, sondern einfach einem kulturellem Trend. Der Konsum digitaler Medien hat explosionsartig zugenommen. Der Anteil an Smartphone-Besitzern liegt einer Studie aus dem Jahre 2017 zufolge bei 8- bis 9-Jährigen bei fast 20 % und bei den 12- bis 18-Jährigen bereits 90 %. Die Anzahl der Stunden, während dessen diese Smartphones sowie andere Medien, insbesondere Computer, genutzt werden, dürften kaum der Realität entsprechen, da sie in der Regel auf Befragungen beruhen. Es ist anzunehmen, dass die Zeiten mit Medien in Wirklichkeit noch höher sind. Im Sinne einer globalen Feldstudie kann man langfristig fragen, was sich bei der Generation

2000+ bezüglich des Schlafes und der kognitiven Fähigkeiten verändern wird. Es gibt eine große Anzahl von Studien, die zeigen, dass Medienkonsum mit der Schlafqualität negativ korreliert. Das bedeutet, je mehr Medien konsumiert werden, desto schlechter ist der Schlaf. Dies scheint insbesondere bei Kindern der Fall zu sein. Für Schlafstörungen wird seit geraumer Zeit der sogenannte Blaulichtanteil verantwortlich gemacht. Blauwelligem Licht wird ein wachmachender Effekt zugesprochen, der morgens im Tageslicht erwünscht ist, aber vor dem Schlafengehen als Wachmacher verurteilt wird. Die Industrie nutzt diese physiologischen Wachmacher, indem sie sie gezielt da einbaut, wo Menschen von einem wachmachenden Effekt profitieren können. Zum Beispiel bei Armaturen im Auto oder als Deckenbeleuchtung in der Produktion. Andererseits haben auch Bildschirme der Medien wie Tablets oder Smartphones einen gewissen Blaulichtanteil. Wie groß der schlafstörende Effekt bei Blaulicht ist, muss noch genauer untersucht werden. Ein viel entscheidenderer Effekt scheint aber die Art der Medieninhalte zu sein.

Beispiel

Herr P. studiert und hat massive Ein- und vor allem Durchschlafstörungen. Wenn er nachts wach wird, hat er sich angewöhnt, Serien auf seinem Tablet zu schauen. Er hat das Gefühl, dass die Wachzeiten dadurch noch länger geworden sind.

Insbesondere Serienkonsum kann zu Lasten der → *Schlafhygiene* gehen, indem länger gesehen wird als geplant (Cliffhanger-Effekt) und Emotionen erzeugt werden, die dem Einschlafen abträglich sein können. Dergleichen gilt natürlich für Computerspiele, die in der Regel so gestaltet sind, dass es vielen (vor allem Jugendlichen) schwerfällt, mit dem Spielen aufzuhören. Gegenüber diesen Reizen dürfte der Effekt von blauwelligem Licht als sogenannter Enhancer (Wachmacher) eher gering sein.

Bett als Flucht

Wann gehen Sie ins Bett? Schlafgestörte zeigen oft Verhaltensweisen, die den Prozess des Einschlafens schaden können. Hierzu gehört, das

Bett aufzusuchen, obwohl man noch nicht schläfrig ist. Dies kann durch unterschiedliche Gründe motiviert sein.

Falsche Gründe, ins Bett zu gehen

Ich bin nicht schläfrig, aber ich gehe ins Bett, weil:

- »es Zeit ist«, es ist schon so und so viel Uhr!
- ich morgen sonst unausgeschlafen bin
- mein/e Partner(in) ins Bett geht
- ich nicht weiß, was ich sonst tun soll/kann
- mir kalt ist und im Bett ist es so warm
- wenn ich jetzt schlafe, muss ich nicht mehr über meine Probleme nachdenken
- der Schlaf vor Mitternacht ist der beste

Wenn Sie nicht schläfrig sind, hat es keinen Sinn, ins Bett zugehen. Es führt in der Regel dazu, dass Sie wach im Bett liegen, folglich anfangen nachzudenken. In der Regel kommen dann negative Gedanken, wie »Jetzt kann ich schon wieder nicht einschlafen« oder »Wie wird morgen der Tag, wenn ich wieder müde bin«. Alleine diese Gedanken lassen die Anspannung und damit den Wachheitsgrad weiter ansteigen und Sie haben tatsächlich ein Einschlafproblem. Es gibt Insomniebetroffene, die das Bett als Flucht sehen, vor der Familie, vor dem Alltag, der Einsamkeit oder einfach der momentanen Situation. Man sollte aber nicht ins Bett gehen, wenn man »seine Ruhe haben will«. Das wird sich unter Umständen durch einen schlechten Schlaf rächen. Man sollte auch nicht ins Bett gehen, wenn »es Zeit dafür« ist, im Sinne einer gesellschaftlichen Norm. Man sollte dann ins Bett gehen, wenn man schläfrig ist, und dieser Zeitpunkt kann sich von Nacht zu Nacht ändern.

Falsch verstandene Schlafhygiene

In dem folgenden Test können Sie sich selber prüfen, ob Sie »schlafschädliche« Verhaltensweisen haben. Beurteilen Sie sich bezüglich folgender Verhaltensweisen.

Und jetzt Sie!

Test zur Beurteilung einer gesunden Schlafhygiene

Meine Verhaltensweisen	Ja	Nein
Ich gehe nur ins Bett, wenn ich das Gefühl habe, schlafen zu können.		
Es kommt vor, dass ich abends vor dem TV einnicke.		
Ich schaue nachts auf die Uhr, wenn ich nicht schlafen kann.		
Ich bleibe morgens gerne im Bett liegen, vor allem wenn ich schlecht geschlafen habe.		
Ich informiere mich gerne und regelmäßig über Neues zum Thema Schlaf und Schlafstörungen.		
Ich treibe regelmäßig Sport oder sorge zumindest für ausreichend Bewegung tagsüber.		
Ich trinke Alkohol, um besser schlafen zu können.		
Ich vermeide soziale Aktivitäten am Abend, aus Angst, nicht richtig schlafen zu können.		
Ich esse abends früh, um meinen Schlaf nicht zu belasten.		
Ich sorge dafür, dass ich mich regelmäßig entspannen kann, auch wenn ich im Stress bin.		

Die Auflösung des Tests finden Sie im Anhang. Wenn Sie alles richtig haben (also 10 Smileys), ist Ihr Verhalten dem Schlaf gegenüber 100 % richtig. Wenn Sie neun von zehn Fragen richtig haben, 90 % usw. Sollten Sie bei 70 % und niedriger liegen, haben Sie zu viele Verhaltensweisen, die Ihrem Schlaf abträglich sind. Die Verhaltenstherapie für Insomnie, die ab dem Kapitel 6 vorgestellt wird, versucht, falsche Verhaltensweisen bezüglich des Schlafes zu ändern.

3.8 Wann sollte ich meinen Schlaf abklären lassen?

Schlafmangel aufgrund von gestörtem Schlaf kann eine völlig normale Begleiterscheinung unseres alltäglichen Lebens sein. Es kann junge Eltern betreffen, Verliebte oder Menschen, die sich einer neuen Herausforderung stellen und deswegen angespannt sind. Gestörter Schlaf tritt häufig im Vorfeld von Reisen oder anderen Veränderungen auf. Wir sind alle nicht vor Krisensituationen gefeit und oft leidet dann die Schlaffähigkeit. Dies hat zum einen den Grund, dass Entspannung eine Voraussetzung für Schlafen ist. Ein anderer Grund kann aber auch ein Mangel an Zeit sein, so wie in dem Beispiel.

Beispiel

Herr O. ist immer müde, obwohl er meint, dass er genug schläft. Für seinen Schlaftherapeuten musste er einmal ein Schlafprotokoll führen. Hier kam heraus, dass er erst um 23.00 Uhr ins Bett ging, oft aber schon um 4.30 Uhr aufstehen musste. Dies lag an seinem Zweitjob als Zeitungsausträger. Er hatte einfach zu wenig Schlafzeit.

Während einige Personen wissen, dass sie unter Schlafmangel leiden, gibt es Personen, denen ihr Schlafmangel nicht bewusst ist. Sie merken nicht, dass die Müdigkeit, die sie ständig verspüren, durch die zu kurze Zeit im Bett bedingt ist, die sie ihrem Schlaf einräumen. Hierbei sind nicht mal »kurze Nächte« gemeint, sondern chronisch zu wenig Zeit. Wenn wir regelmäßig zu wenig schlafen, weil wir uns zu wenig Ruhe gönnen, liegt ein sogenanntes Schlafmangelsyndrom vor. Ein **Schlafmangelsyndrom** ist durch falsches Verhalten verursacht. Es wird willentlich oder ohne Wissen zu wenig Zeit für das Schlafen bereitgestellt.

Exkurs

Das Schlafmangelsyndrom

Ein Schlafmangelsyndrom bedeutet, dass chronisch weniger geschlafen wird als benötigt, wobei der Schlafmangel nicht durch andere Schlafkrankheiten bedingt ist. Schlafmangelsyndrome entstehen durch chronische Überbeanspruchung, zum Beispiel zusätzliche häusliche Pflichten oder übermäßige berufliche Anspannung. Ein klassisches Beispiel sind Doppelbelastung durch Berufstätigkeit und familiäre Verpflichtungen oder Versorgung eines Angehörigen. Diese Schlafmangelsyndrome bedürfen keiner weiteren Abklärung, da der Schlaf an sich nicht gestört ist, sondern nur die äußeren Bedingungen dafür.

Schlafstörungen sollten dann weiter abgeklärt werden, wenn eine der folgenden Bedingungen über einen längeren Zeitraum erfüllt ist und die Allgemeinbefindlichkeit dadurch beeinträchtigt wird. Die Untersuchung kann in erster Linie durch den Hausarzt passieren, dieser wird dann unter Umständen eine weitere Abklärung veranlassen.

(1) Der Schlaf ist **nicht mehr erholsam**. Schlaf sollte uns erholen. Wir sollten schon beim Aufwachen oder zumindest beim Aufstehen ein Gefühl von Wachheit und Erholung spüren. Patienten, die durch den Schlaf nicht erholt sind, beschreiben dies mit einem Gefühl des »Gerädert-Seins«. Einige berichten, dass sie beim Aufwachen noch kaputter und müder sind als vor der Schlafperiode. Schlaf, der nicht erholsam ist, führt zur Dauermüdigkeit und im Extremfall zu ständigem Einschlafen in ruhigen Situationen.

(2) **Durchschlafstörungen** ohne ersichtlichen Grund. Nächtliches Aufwachen ist normal, wobei es keine gesicherten Zahlen über eine Norm der Anzahl der Aufwachreaktionen in einer Nacht gibt. Die meisten kurzen Aufwachreaktionen werden am nächsten Morgen wieder vergessen. Wenn das Durchschlafen jedoch derart ausgeprägt ist, dass es zu Lasten der Erholsamkeit geht, sollte dies weiter abgeklärt werden. Das nächtliche Aufwachen sollte vor allem nicht in längere Wachphasen in der Nacht münden.

(3) **Probleme beim Einschlafen.** Hundemüde zu sein und trotzdem nicht schlafen zu können. So beschreiben viele Insomniepatienten den nächtlichen Kampf mit dem Einschlafen. Es sei, als ob die Schläfrigkeit, die vorher so sehr spürbar war, auf einmal verschwunden ist. Andere beschreiben, dass sie nicht »runterfahren könnten«.

(4) **Erhebliche Tagesmüdigkeit.** Tagesmüdigkeit kann unterschiedliche Formen einnehmen. Einige spüren es in Form von Schlappsein, andere fühlen sich antriebslos und lustlos. Chronische Müdigkeit kann die Leistungsfähigkeit beeinträchtigen und auch die Stimmung. Wer ständig müde ist, kann sich zu immer weniger aufraffen. Fast alle Schlafkrankheiten führen zu einer erhöhten Tagesmüdigkeit. Tagesmüdigkeit kann natürlich auch andere Ursachen haben, wie zum Beispiel Dysfunktionen der Schilddrüse oder Infektionen.

(5) **Tagesschläfrigkeit.** Tagesschläfrigkeit ist nicht mit Tagesmüdigkeit gleichzusetzen. Wer müde ist, kann nicht unbedingt schlafen und wer schläfrig ist, muss zuvor nicht müde gewesen sein. Tagesschläfrigkeit ist eine starke Beeinträchtigung der Befindlichkeit. Patienten mit krankhafter Tagesschläfrigkeit berichten, sich dadurch erheblich eingeschränkt zu fühlen. Sie haben ein fast unwiderstehliches Bedürfnis, zu schlafen, und zwar zu Tageszeiten, an denen sie gerne aktiv wären, zum Beispiel am frühen Abend.

(6) **Erhöhtes Schlafbedürfnis.** Ein weiteres Symptom einer Schlafstörung kann ein krankhaft erhöhtes Schlafbedürfnis sein, sie müssen mehr schlafen als andere, um sich erholt zu fühlen. Es gibt Personen, die mehr Schlaf als andere benötigen, das können elf Stunden sein oder auch mal 13 Stunden. Wer jedoch regelmäßig mehr als zehn Stunden benötigt, um überhaupt fit zu sein, sollte dies abklären lassen, insbesondere dann, wenn dies nach der Pubertät erstmalig auftreten sollte. Viele dieser Betroffenen sind außerdem schwer erweckbar, überhören die Wecker oder stellen sie im Halbschlaf wieder aus. Nicht selten bekommen diese Personen Probleme vor allem mit dem beruflichen Umfeld.

(7) **Einschlafattacken.** Wenn Einschlafen nicht mehr verhindert werden kann, spricht man von einer Einschlafattacke. Hiermit ist nicht ein Eindösen vor dem Fernseher abends in gemütlicher Ruheposition auf dem Sofa gemeint. Eine Einschlafattacke passiert gegen den Willen. Die betroffene Person möchte gerne wach bleiben, kann es aber nicht aufgrund eines extrem erhöhten Schlafdrucks. Eine Einschlafattacke passiert in Situationen, in denen es normalerweise schwer fällt, an Schlaf zu denken. Dies sind zum Beispiel Situationen, in denen die Betroffenen unter Beobachtung stehen. Eine Einschlafattacke kann gefährlich werden, wenn die Person gerade Steuerungsaufgaben übernimmt oder wichtige Überwachungsaufgaben hat. Einschlafattacken im Straßenverkehr (z. B. der »Sekundenschlaf«) sind fatal.

(8) **Unruhige Beine** im Vorfeld der Schlafzeit. Das sogenannte Syndrom der unruhigen Beine (Restless-Legs-Syndrom) tritt häufig zusammen mit Schlafstörungen auf.

(9) **Zucken der Beine im Schlaf.** Periodische Beinbewegungen im Schlaf sind eine motorische Störung, die häufig zusammen mit dem Syndrom der unruhigen Beine auftreten.

(10) Lautes und **unregelmäßiges Schnarchen.**

(11) **Atemaussetzer im Schlaf.** In der Regel werden diese vom Schläfer selber nicht bemerkt. Es gibt jedoch Patienten, die berichten, nachts mit plötzlicher Luftnot wie beim Ersticken aufzuwachen. Meist sind es jedoch die Bettnachbarn/innen, welche die Atempausen im Schlaf beim Partner mitbekommen. Atempausen im Schlaf sind fast immer mit starkem und unregelmäßigem Schnarchen verbunden. Sie treten häufiger in Rückenlage auf und werden durch Alkohol verstärkt. Wenn Atempausen auftreten, sollten sie ärztlich abgeklärt werden.

Mögliche Symptome einer Schlafkrankheit
(bei längerem Bestehen Abklärung durch Hausarzt nötig)

- Nichterholsamkeit des Schlafes
- Durchschlafstörungen
- Probleme beim Einschlafen
- erhebliche Tagesmüdigkeit
- Tagesschläfrigkeit
- erhöhtes Schlafbedürfnis
- Einschlafattacken
- unruhige Beine im Vorfeld der Schlafzeit
- Zucken der Beine im Schlaf
- lautes und unregelmäßiges Schnarchen
- Atemaussetzer im Schlaf

4 Krankheitsbild Insomnie

4.1 Insomnie – eine Volkskrankheit?

»Ich konnte nicht schlafen und habe die ganze Nacht gehasst.« So beschrieb Otto von Bismarck diesen unerträglichen Zustand, trotz erheblicher Müdigkeit nicht in den Schlaf zu finden. Einer aktuellen Befragung zufolge, durchgeführt von der DAK, leiden ca. 35 % unter Ein- und Durchschlafstörungen (IGES Befragung 2016 an 5200 Erwerbstätigen). Laut Umfrage haben die Schlafstörungen in den letzten Jahren erheblich zugenommen. Auch die Einnahme von Schlafmitteln hat sich verdoppelt. Insbesondere bei älteren Patienten gehören sie nahezu schon zur Standardmedikation. Die hohe Zahl der Schlafmittelkonsumenten hat die Diskussion einer Schlafmittelabhängigkeit initiiert. Studien zeigen, dass viele Betroffene ihre Schlafmittel weiternehmen, obwohl sie nicht wirklich helfen. Schlafstörungen – eine Volkskrankheit? Nun sind Schlafstörungen nicht gleich Schlafstörungen und nicht jeder empfindet einen Leidensdruck, wenn er schlecht geschlafen hat, oder fühlt sich dadurch weiter beeinträchtig. In Kapitel 2 wurde beschrieben, dass gestörter Schlaf unterschiedliche Ursachen haben kann. Wenn wir die körperlichen Ursachen, wie zum Beispiel periodische Beinbewegungen im Schlaf oder eine schlafbezogene Atmungsstörung, erkennen und behandeln, sollte sich der Schlaf wieder verbessern. Was aber ist, wenn der Schlaf ohne körperliche Ursachen gestört ist, wenn der Schlaf sozusagen ganz von alleine schlecht ist? Wenn diese Art von gestörtem Schlaf die Tagesbefindlichkeit beeinträchtigt, sprechen wir von einer Insomnie.

Definition

Eine **Insomnie** ist durch eine gestörte Schlafqualität und eine dadurch beeinträchtigte Tagesbefindlichkeit mit vermehrter Besorgnis wegen der Schlafstörung in Abwesenheit einer körperlichen Ursache definiert.

Ca. 6 % der Bevölkerung leiden in Deutschland unter einer Insomnie. Sie kann potenziell jeden treffen, meist erkranken diejenigen, die einem erhöhten Maß an Stress ausgesetzt sind. Unter einer Insomnie leiden überwiegend Frauen, wobei auch immer mehr Männer sich deswegen in Therapie begeben. Sie kann Kinder und Jugendliche treffen, die meisten Betroffenen, die sich wegen einer Insomnie in ärztliche Behandlung begeben, sind jedoch mittleren Alters. Die Gefahr bei der Insomnie ist die Chronifizierung, das bedeutet, dass die Störung auch nach Behandlung immer weiter besteht. Dabei muss das nicht sein, da es gute Behandlungsmöglichkeiten gibt. Bei akuten Insomnien, das heißt Schlafstörungen, die nicht länger als drei Monate dauern, kann eine vorübergehende Gabe von Schlafmitteln sinnvoll sein. Bei länger andauernden Insomnien sollte eine Verhaltenstherapie gemacht werden.

> **!** Die Insomnie ist gut untersucht und insbesondere bezüglich der therapeutischen Möglichkeiten wissenschaftlich abgeklärt. Man muss nicht sein Leben lang unter einer Insomnie leiden, man kann etwas dagegen tun.

Fallbeispiele

Wie sieht eine Insomnie aus? Unter welchen Symptomen leiden die Betroffenen? Die Insomnie zeichnet sich durch ein sehr homogenes Krankheitsbild aus. Das bedeutet, dass sich die meisten Insomniepatienten in ihrem Beschwerdebild sehr ähneln. Insomniebetroffene machen die Erfahrung, dass andere Patienten mit dieser Schlafstörung sie oft besser verstehen können als die eigenen Angehörigen. Das Typische bei der Insomnie ist weniger die Tatsache, dass der Nachtschlaf gestört ist, dies ist auch bei anderen Schlafstörungen der Fall. Es ist vor allem die Wahrnehmung des gestörten Schlafes und die Sorge wegen seiner Folgen, die für die Insomnie sehr typisch ist. Die hier aufgeführten Beispiele sind so entfremdet, dass die Personen nicht mehr nachzuvollziehen sind, die Geschichten sind allerdings typisch. Vielleicht erkennen Sie sich in dem einen oder anderen Fall wieder.

Beispiel

Herr B., Taxifahrer

Herr B. leidet seit Jahren unter Schlafstörungen. Früher habe er immer und überall schlafen können. Er war bei seinen Freunden bekannt dafür, dass er sogar auf Partys eingeschlafen sei. Nach der Scheidung habe er vermehrt Stress gehabt, vor allem Schulden. Er hasse es, Schulden zu haben, und habe neben seinem Job in der Fertigung auch noch als Taxifahrer gearbeitet. Den Schlaf habe er immer gut nachholen können. Bis nach der Trennung von seiner Freundin. Da ging auf einmal nichts mehr. Egal wie müde er war, er konnte entweder nicht einschlafen oder war nach einer Stunde wieder wach. Er ging zeitweise gar nicht mehr ins Bett, sondern versuchte, auf dem Sofa vor dem Fernseher einzuschlafen, aber auch das ging nicht gut. Er wurde tagsüber immer müder. Den Taxijob hatte er schon lange wieder aufgegeben. Aber auch in seinem richtigen Job fiel er durch Müdigkeit und Unkonzentriertheit auf. Der Hausarzt verschrieb ihm ein Schlafmittel, das nur zwei Wochen half, dann nicht mehr. Er ging wieder zum Hausarzt und bekam ein anderes Medikament. Dieses half gut und er nimmt es seitdem regelmäßig, fühlt sich aber irgendwie krank und nicht mehr gesund. Er beneidet jeden, der sich hinlegt und einfach schläft. Ohne Medikament waren die Nächte ein Horror. Mit dem Medikament geht es einigermaßen, obwohl er schon gemerkt hat, dass auch dies nicht immer wirkt.

Frau L., Rechtsanwaltsgehilfin

Frau L. kann sich nicht mehr helfen. Sie leidet schon seit Jahren unter Schlafstörungen, allerdings hatte sie das Gefühl, immer noch alles unter Kontrolle zu haben. Sie konnte zeitweise nicht einschlafen oder wachte zu früh auf, aber das waren immer nur Phasen. Seit letztem Herbst wurden die Schlafstörungen so massiv, dass sie wegen der Müdigkeit nicht mehr richtig arbeiten konnte. Da sie in einer Rechtsanwaltskanzlei arbeitet, kann sie sich keine Fehler erlauben. Nach einer unerfreulichen Aussprache mit ihrer Chefin, die eine Stundenreduktion ablehnte, verschlechterte sich der Schlaf akut. Sie konnte auf einmal gar nicht mehr einschlafen und lag nächtelang wach. Sie ließ sich krankschreiben und sah die Schlafstörung als eine Art Signal, mehr auf sich zu achten. Sie nutzte die Zeit für Entspannungsübungen und besuchte Achtsamkeitskurse. Der Schlaf wurde ein wenig besser, statt nur zwei Stunden Schlaf erreichte sie wieder vier Stunden. Die Schlafqualität blieb allerdings katastrophal. Sie wachte nachts ständig auf und konnte oft nicht wieder einschlafen. Sie hielt sich an alle möglichen schlafhygienischen Regeln und kappte ihre sozialen Kontakte, ohne Erfolg. Schließlich ging sie doch zum Arzt und ließ sich etwas verschreiben. Sie nimmt nun Trimipramin, damit kann sie zumindest ein paar Stunden hintereinander schlafen. Sie fühlt sich jedoch tagsüber immer noch gerädert und überlegt sich, zu kündigen und sich eine Arbeit mit weniger Verantwortung zu suchen.

Frau S., Grundschullehrerin

Frau S. ist Grundschullehrerin und berichtet in der Sprechstunde von Schlafstörungen, die eigentlich schon seit mehreren Jahren bestehen würden. Begonnen habe alles mit der Erkrankung ihres Mannes. Nachdem dieser wieder gesund geworden sei, hätte ihre Schlafstörung weiter angehalten. Sie habe nicht mehr ein- und durchschlafen können. Vor allem das nächtliche Wachliegen habe sie psychisch sehr belastet. Sie habe sich am nächsten Tag müde und minderbelastbar gefühlt, hatte das Gefühl, dass ihr Unterricht darunter leiden würde. Die Schlafstörungen und die Müdigkeit sind schließlich so schlimm geworden, dass sie angefangen hat, Medikamente zu nehmen, zunächst Schlafmittel aus der Apotheke, dann vom Arzt. Die verschreibungspflichtigen Medikamente hätten zwar geholfen, allerdings oft nur vorübergehend, dann hätte die Wirkung wieder nachgelassen. Sie nehme die Medikamente jetzt unregelmäßig seit mehreren Jahren und wisse nicht mehr weiter. Sie habe das Gefühl, dass sich die Schlafstörung nie bessern würde. Sie habe schon abends Angst vor der nächsten halbdurchwachten Nacht.

An diesen Fallbeispielen werden die Symptome einer Insomnie sehr deutlich.

Zunächst fällt auf, dass die Schlafstörungen schon lange bestehen, aber erst nach langer Zeit ärztliche Hilfe gesucht wird. Dies ist häufig der Fall. Patienten »erleiden« oft jahrelang ihre Schlafstörungen, bevor sie zum Arzt gehen. Woran liegt das? Ein möglicher Grund kann die Vorstellung sein, dass bei Schlafstörungen »nur« Medikamente gegeben werden. Warum also einen Arzt aufsuchen? Informationen über andere Therapieformen als Medikamente sind nicht verbreitet. Wenige wissen um die Effektivität einer insomniespezifischen Verhaltenstherapie und viele meinen, es gäbe nur noch »Schlafhygiene«. Dabei ist die Verhaltenstherapie für Insomnien eine sehr effektive Therapieform.

Weiterhin typisch an den Fallbeispielen ist die Tatsache, dass die Schlafstörungen sich verselbständigen. Frau S. hatte die Schlafstörungen zunächst als eine Reaktion auf die Erkrankung ihres Mannes gewertet, musste dann aber feststellen, dass die Schlafstörungen weiterbestanden, auch nachdem es ihrem Mann wieder besser ging. Dieses »Überdauern der Schlafstörung« auch nach Beendigung der Krise ist ebenfalls häufig zu beobachten. Es ist einleuchtend, dass sich der Schlaf verschlechtert, wenn es der Psyche nicht gut geht. Von daher ist es umso besorgniserregender, wenn sich der Schlaf nicht mehr bessert, auch nach Abklingen der Krise. Was hält die Schlafstörung dann noch aufrecht? Es gibt Patienten, die meinen, in ihrem Körper sei etwas nicht mehr in Ordnung, weil der Schlaf scheinbar grundlos so gestört sei. In der Regel wird dann angenommen, dass sie an einem Mangel eines bestimmten Hormons leiden, welches für den Schlaf zuständig sei.

Beispiel

Herr W. wurde am Knie operiert. Als er aus der Narkose erwachte, hatte er das Gefühl, dass etwas nicht stimmen würde. In der darauffolgenden Nacht konnte er nicht schlafen. Da sich dies die Nacht darauf wiederholte, erhielt er ein Schlafmittel. Seitdem hat er Schlafstörungen und ist der Meinung, dass diese durch die Narkose entstanden seien.

Schließlich ist an den Beispielen typisch, dass die Patienten scheinbar das Vertrauen in die eigene Schlaffähigkeit verloren hat. Sie haben Angst, ins Bett zu gehen, grübeln viel und fühlen sich hilflos. Einige Patienten verlieren nach Jahren des gestörten Schlafes schließlich die Hoffnung auf Besserung. Auch das mag einer der Gründe sein, nicht mehr einen Spezialisten aufsuchen zu wollen. Sie befürchten, als »hoffnungsloser Fall« gesehen zu werden und somit die Hoffnung auf eine Heilung völlig begraben zu müssen. In der Tat gibt es Therapeuten, die ihren Insomniepatienten sagen, dass sie »wohl den Rest ihres Lebens damit zurechtkommen müssen«. Die Aussicht, den Rest des Lebens schlecht schlafen zu müssen, erscheint wie eine lebenslange Strafe und führt ihrerseits wieder zu einer Erhöhung der allgemeinen Anspannung und somit zu einer Verschlechterung des Einschlafprozesses.

An den Beispielen wird vor allem deutlich, dass die Insomnie mehr als nur gestörter Schlaf ist. Sie beeinträchtigt das Denken wie auch die alltägliche Befindlichkeit und kann die Lebensqualität existenziell verschlechtern. Da wir täglich schlafen, lässt sich die Schlafstörung auch schlecht verdrängen.

4.2 Erkennen Sie sich wieder?

Welche Symptome bezüglich der Schlafstörung haben Sie an sich festgestellt? Nachfolgende Übersicht zeigt eine Sammlung sehr typischer Beschwerden und Verhaltensweisen. Machen Sie ein Kreuz, wenn Sie sich wiedererkennen.

Und jetzt Sie!

Was erkennen Sie an sich wieder?

Mögliche Beschwerden	trifft zu
Der Schlaf stellt sich trotz starker Müdigkeit nicht ein.	
Probleme, abschalten zu können	
Alles dreht sich um den Schlaf.	

Mögliche Beschwerden	**trifft zu**
Angst ins Bett zu gehen, da man befürchtet, wieder nicht schlafen zu können	
Konzentrationsstörungen	
ständiges Gefühl von Mattigkeit oder Erschöpfung	
Nach einer gut durchschlafenen Nacht ist man völlig verändert, fühlt sich frisch und möchte wieder Dinge unternehmen.	
mangelnd Fähigkeit, sich zu entspannen	
Schlafmitteleinnahme	
Unfähigkeit, am Tage zu schlafen, auch wenn die Nacht zuvor schlecht geschlafen wurde	

Wenn Sie sich in den Beschwerden wiedererkennen, kann es sein, dass Sie unter einer Insomnie leiden.

! Die Insomnie zeichnet sich vor allem durch folgende Hauptbeschwerden aus:

- schlechter Schlaf trotz optimaler Bedingungen
- Beeinträchtigung der Tagesbefindlichkeit
- Fokussierung auf den gestörten Schlaf

Wichtig ist, dass die Beschwerden nicht durch eine andere unbehandelte Ursache hervorgerufen werden, zum Beispiel durch eine unbehandelte schlafbezogene Atmungsstörung. Typischerweise wird der gestörte Schlaf als Hauptproblem empfunden, wobei sich dafür keine Gründe finden lassen. Viele Betroffene berichten, dass in ihrem Umfeld alles in Ordnung und der Schlaf das einzige Problem sei. Im Folgenden werden die einzelnen Symptome genauer beschrieben.

4.3 Symptome einer Insomnie

4.3.1 Nicht in den Schlaf finden

Sich hinlegen und »weg sein«. So stellt man sich das Einschlafen vor. Keine Schlafrituale, kein Vorbereiten, kein Grübeln oder sich Hin- und Herwälzen, einfach einschlafen. Nicht mehr in den Schlaf finden ist das Hauptsymptom der Insomnie. Patienten beschreiben dies auf unterschiedliche Art: Sie können nicht abschalten oder haben das Gefühl, dass die »Festplatte« nicht runterfährt. Sie können nicht in den Schlaf gleiten, sind auf einmal »hellwach«, auch wenn sie kurz zuvor noch so müde waren. Während die normale Schlaflatenz, also die Zeit bis zum Einschlafen, ca. 20 Minuten dauert, haben Schlafgestörte manchmal das Gefühl, erst nach Stunden in den Schlaf zu finden. Zuvor erleben sie eine Zeit der Ungewissheit, des Ärgers und der Angst, wieder nicht ausgeschlafen zu sein. In dieser Zeit fällt es schwer, sich positiven Gedanken hinzugeben und hoffnungsvoll in die Zukunft zu sehen. Nicht einschlafen zu können, ohne den Grund zu kennen, ist eine zermürbende Angelegenheit. Wenn dies ein paar Nächte hintereinander passiert, könnte man schon fast den Glauben an die Fähigkeit verlieren, dass es jemals wieder klappen wird. Von daher ist es verständlich, dass Insomniepatienten irgendwann zur medikamentösen Einschlafhilfe greifen, wenn sich das gestörte Einschlafen über Wochen oder gar Monate immer wiederholt. Warum ist das Einschlafen bei der Insomnie gestört? Es ist nicht so, dass im »Gehirn« etwas nicht stimmen würde, sondern der gestörte Schlaf ist eher eine Folge eines Wechselspiels verschiedener Faktoren, welche das Verhalten, das Denken und die Physiologie betreffen (siehe Abschn. 4.7). Man kann das gestörte Einschlafen also gut erklären.

4.3.2 Alles dreht sich um den Schlaf

Wenn sich der Schlaf nicht einstellt, versuchen die meisten alles Mögliche. Schlaf ist eine natürliche Angelegenheit, ein Verhalten, dass alle Menschen, ja fast alle Lebewesen zeigen. Insomniebetroffene können nicht begreifen, wenn dieses scheinbar so einfache Verhalten plötzlich nicht mehr klappt. Dieses Unverständnis ist umso größer, wenn die Schlafstörungen relativ plötzlich einsetzen. Je vergeblicher die Versuche, sich bezüglich des Schlafes zu »reparieren« und je größer die Angst um die Folgen, desto mehr dreht sich das Denken und das Verhalten um den Schlaf. Viele ändern ihr Verhalten im Vorfeld der Bettzeit, versuchen eine Regelmäßigkeit in die Bettzeiten zu bekommen. Sie verzichten unter Umständen auf abendliche Aktivitäten, ziehen sich sozial zurück, weil sie befürchten, zu »aufgeputscht« zu sein. Nicht wenige stellen ihre Ernährung um, verzichten auf zu schweres Essen am Abend oder Sport oder trinken keinen Alkohol mehr. Es kann sein, dass sich das Leben immer mehr nach dem Schlaf ausrichtet, dass immer mehr versucht wird, alles »richtig« zu machen. Bei einigen Menschen werden diese Vorsichtsmaßnahmen nach einiger Zeit zur Routine und nicht mehr hinterfragt (zum Beispiel: »Spätes Essen schadet dem Schlaf«). Interessanterweise werden diese Verhaltensmuster auch dann beibehalten, wenn der Schlaf sich nicht bessert. Dabei kann eine zunehmende Fixierung und Ausrichtung des alltäglichen Verhaltens auf den eigenen Schlaf selber die Insomnie schon verstärken.

4.3.3 Trotzdem Leistung bringen

Die Sorge um die Folgen der Schlafstörungen, insbesondere die eigene Leistungsfähigkeit, ist ein ganz besonderes Symptom von Insomniepatienten. Nach einer halbdurchwachten Nacht fühlt man sich in der Regel müde, ausgelaugt und nicht wirklich leistungsfähig. Man kann sich schlechter konzentrieren und hat unter Umständen Probleme, sich Dinge zu merken. Müdigkeit kann sich auch auf die körperliche Leistungsfähigkeit auswirken, sportliche Aktivitäten sind anstrengender und alles fühlt sich schwerer an, dennoch muss der Alltag weiter bewältigt werden und unter Umständen auch Leistung erbracht werden. Viele Patienten sind von Haus aus Menschen, die sich ungerne vor der Verantwortung drücken. Aber wie sollte man das auch tun? Die Folgen der

Schlafstörung sind in der Regel nur spürbar und nicht sichtbar. Anders als bei einem Gipsarm oder einer schweren Grippe sieht man es den meisten Patienten nicht an, dass sie schlecht geschlafen haben. »Man sieht dir gar nicht an, dass du so schlecht schläfst, so schlimm kann es doch nicht sein!« Diese Reaktionen der Umwelt verunsichern viele Patienten, da sie denken, sie werden als Simulanten oder als Drückeberger wahrgenommen. Die Chancen auf Entlastung durch die Umwelt, Kollegen oder Familienangehörigen aufgrund ihrer Erkrankung sind also relativ schlecht, ganz einfach weil sie nicht sichtbar ist. Außerdem erscheint es vielen Angehörigen und Kollegen als wenig »glaubhaft«, dass man über einen so langen Zeitraum so wenig schläft. Insomniepatienten unterscheiden sich hier von Patienten mit körperlich sichtbaren Erkrankungen, welche die Leistungsfähigkeit beeinträchtigen.

Beispiel

Frau K. ist Krankenschwester. Sie hat seit ca. zwei Jahren Schlafstörungen und nimmt unregelmäßig ein Schlafmittel. Sie hat oft das Gefühl, an ihrer Leistungsgrenze zu sein, schleppt sich müde in die Arbeit. Ihre Kollegen meinen, dass man ihr den mangelnden Schlaf nicht ansehe. Frau K. hat das Gefühl, dass man ihr nicht glaubt und ihr unterstellt, sie wolle sich nur drücken.

Untersuchungsergebnisse zur Leistungsfähigkeit bei Insomniepatienten sind sehr unterschiedlich. Einige Studien weisen kaum Defizite in psychologischen Testungen auf, andere zeigen, dass Insomniepatienten sehr wohl schlechter abschneiden. Im Gesamtblick zeigt sich jedoch, dass im Verhältnis zum schlechten Schlaf die Leistungsfähigkeit bei Insomniepatienten relativ gut ist. Die Gründe hierfür werden bei den Modellen zur Insomnie diskutiert (s. Abschn. 4.5.2 Hyperarousal).

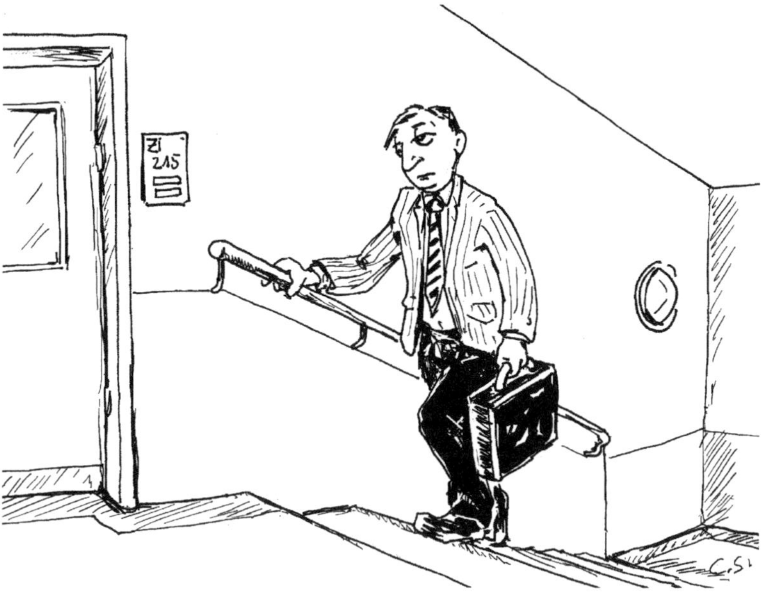

4.4 Unkontrollierbare Folgen der Insomnie

Die unmittelbaren Folgen des gestörten Schlafes sind direkt am nächsten Tag spürbar. Für einen großen Teil der Schlafgestörten sind diese unvermeidlich negativen Folgen der Schlafstörung eine tägliche Besorgnis. Die Vorstellung, dass dies den Rest des Lebens so weitergehen sollte, löst verständlicherweise erhebliche Ängste aus. Sie betreffen nicht nur die eigene Leistungsfähigkeit, sondern damit einhergehend existenzielle Ängste. Was ist, wenn ich immer so müde sein werde, kann ich dann noch Fehler in meiner beruflichen Tätigkeit vermeiden? Was ist, wenn andere meine Defizite mitbekommen? Was ist, wenn ich Fehler verursache, unter denen andere dann leiden müssen? Diese Art von Katastrophenszenarien ist keine Seltenheit. Schlaf kann so eine existenzielle Bedeutung im Leben des Patienten bekommen. Im Kasten finden Sie eine Übersicht typischer Ängste von Insomniebetroffenen. Eventuell erkennen Sie sich in einer oder anderen Angst wieder.

Ängste bezüglich der Folgen der Insomnie

- »Ich werde die Folgen der Schlafstörung bald nicht mehr tragen können.«
- »Wenn das so weiter geht, kann ich meine Familie nicht mehr ernähren.«
- »Ich werde auf Dauer nicht mehr leistungsfähig sein.«
- »Mein Körper kann den wenigen Schlaf nicht mehr verkraften.«
- »Mein Immunsystem wird auf Dauer kollabieren.«
- »Ich werde schneller altern.«
- »Ich werde früher an einer Demenz erkranken.«
- »Mein Aussehen wird massiv unter dem wenigen Schlaf leiden.«
- »Wegen des Schlafmangels werde ich an Gewicht zunehmen.«

Die unmittelbaren Folgen des gestörten Schlafes sind schmerzlich spürbar, aber was ist mit den anderen Folgen, diejenigen, die jetzt noch nicht sichtbar sind? Die Folgen von zu wenig Schlaf sind leider immer wieder Thema in den Medien und tragen so ungewollt zu gestörtem Einschlafen bei. »Was ist, wenn ich dement werde?«, »Was, wenn ich wegen des Schlafmangels Krebs bekomme?«, »Was, wenn der Krebs wiederkommt, weil mein Immunsystem durch den Schlafmangel so geschädigt ist?« Wie ein Virus schleichen sich diese Ängste in das Denken ein und führen dazu, dass Schlafstörungen noch bedrohlicher wahrgenommen werden. Diese Ängste sind ein entscheidender aufrechterhaltender Faktor für die Insomnie. Dabei sind speziell für die Insomnie keine spezifischen körperlichen Erkrankungen als Langzeitfolgen bekannt. Die Folgen einer unbehandelten Insomnie sind in Form von Müdigkeit und Erschöpfung spürbar. Die Insomnie selber hinterlässt aber keine körperlichen Schäden.

4.4.1 Nicht mehr zur Ruhe kommen

»Ich kann nicht mehr abschalten« ist ein sehr häufig benutzter Satz von Menschen mit chronischen Schlafstörungen. Es beschreibt das Gefühl, den eigenen Gedankenkreisen mehr oder weniger ausgeliefert zu sein. Dabei müssen dies keine schwerwiegenden Probleme sein. Viele Betroffene berichten von unproduktivem Nachdenken und Grübeln, wobei sie hiervon nicht mehr loskommen können, eben »nicht abschalten können«. Schlaf wäre eine Möglichkeit, da sozusagen herauszukommen. Viele sind jedoch der Meinung, dass sie eben wegen der Grübeleien nicht in den Schlaf finden. Ein weiteres Beispiel, nicht mehr zur Ruhe zu kommen, ist das Gefühl, nicht mehr entspannen zu können. Patienten berichten von ergebnislosen Versuchen, loszulassen und in die Entspannung zu kommen, trotz unterschiedlicher Methoden.

Beispiel

Herr U. war schon in einer psychosomatischen Klinik gewesen. Er hat dort alle möglichen Entspannungsverfahren gelernt. Unter anderem wurde ihm die Progressive Muskelrelaxation empfohlen und das Autogene Training. Beides hat nicht geklappt. Er hat sogar versucht, dies nachts im Bett zu trainieren, allerdings erfolglos. Er ist dadurch nur noch wacher und in der Folge noch nervöser geworden und konnte nicht schlafen.

Warum haben Insommiepatienten Probleme, zur Ruhe zu kommen? Warum leiden sie unter vermehrtem Grübeln und warum ist es für sie so schwierig, in die Entspannung zu kommen? Diese erlebte Unfähigkeit, in die Entspannung zu kommen, wird mit dem Modell des Hyperarousals erklärt (s. Abschn. 4.5.2)

4.4.2 Nichts scheint zu helfen

»Ich habe alles probiert und nichts hat geholfen«, auch dies wird häufig beklagt. Es gibt kaum eine Störung in der Medizin, die eine solche Bandbreite an Medikamenten und anderen Therapiemethoden bereitstellt und kaum eine Störung, bei welcher Patienten über so viele vergebliche Versuche berichten wie bei der Insomnie. Wie kommt dieser Widerspruch zustande? Schlafgestörte versuchen in der Regel, die Störung zuerst »nicht zu ernst« zu nehmen. Sie versuchen, sich abzulenken, sich zu schonen oder sich einfach müde zu machen.

Beispiel

Herr P. konnte von einem Tag auf den anderen nicht mehr schlafen. Er war müde und fiel trotzdem nicht in den Schlaf. Da er sehr gerne Sport machte, versuchte er nun, den Schlaf über Erschöpfung zu erzwingen. Er steigerte sein Trainingspensum mit der Vorstellung, nachts dann erschöpft in den Schlaf zu fallen. Leider ohne Erfolg, egal wie viel Sport er machte, er konnte nicht einschlafen.

Wenn diese ersten Selbstversuche der Heilung fehlschlagen, ist das für viele beängstigend. Es bedeutet, dass sie den Schlaf anscheinend nicht mehr im Griff haben. Viele kaufen dann Schlafmittel in der Apotheke. Hier gibt es eine Reihe an pflanzlichen Mitteln, die schlafanstoßend wirken. Der Anteil von Schlafmitteln, die ohne ärztliche Verschreibung verkauft werden, ist sehr hoch. Leider gibt es kaum Daten über die Effektivität dieser freiverkäuflichen Schlafmittel. Der nächste Schritt ist dann häufig der Arztbesuch. Viele leiden schon seit längerer Zeit unter gestörtem Schlaf, bevor der erste Arztkontakt stattfindet. In dieser Zeit verfestigt sich unter Umständen der Eindruck, selbständig nicht mehr in den Schlaf zu kommen.

Wie in Kapitel 5 beschrieben wird, stehen mittlerweile eine ganze Reihe von schlafanstoßenden Substanzen zur Verfügung. Diese klassischen Schlafmittel haben den Vorteil, dass sie schnell wirken. Der Nachteil ist, dass sie oft nur für eine begrenzte Zeit verschrieben werden sollten, nämlich max. vier Wochen (mehr dazu in Kap. 5). Da aber nach vier Wochen Schlafstörungen häufig immer noch bestehen, verschreiben viele Ärzte Medikamente, die vor allem beruhigen und einen dämpfenden und somit auch schlaffördernden Effekt haben. Der Vorteil dieser Substanzen ist, dass sie in der Tat über lange Zeit verschrieben werden können. Und im Falle des Wirkungsverlustes kann auf ein anderes Präparat zurückgegriffen werden. So kann es vorkommen, dass Patienten bereits verschiedene Medikamente ausprobiert haben, bevor sie das erste Mal in eine spezielle Schlafsprechstunde kommen.

Beispiel

Frau K. kommt zur Schlafsprechstunde wegen ihrer Schlafstörungen, die seit Jahren bestehen. Sie hat eine Liste mit den Medikamenten mitgebracht, die sie schon genommen hat. Alle Medikamente haben nur vorübergehend geholfen. Die Liste enthält folgende Substanzen: Mirtazapin, Trimipramin, Zolpidem, Trazodon, Quetiapin und Doxepin. Außerdem habe sie pflanzliche Mittel genommen, auch nur begrenztem Erfolg.

Die Liste der Therapieversuche beschränkt sich allerdings nicht nur auf Medikamenteneinnahme oder Schlafhygiene. Patienten berichten von den unterschiedlichsten Maßnahmen, den Schlaf zu verbessern: Sie stellen das Schlafzimmer um, verzichten auf Alkohol oder spätes Essen, treiben mehr oder weniger Sport oder vermeiden elektronische Geräte aus Angst vor Elektrosmog. Dass nichts wirklich zu helfen scheint, ist eine sehr häufige Erfahrung von Personen mit einer Insomnie.

4.5 Wie entsteht eine Insomnie?

Wie entsteht eine Insomnie? Warum können einige Menschen furchtbare Dinge erleben und gut schlafen und andere finden nicht in den Schlaf, wenn sie am nächsten Tag einen Arzttermin haben? Wie kann es sein, dass ein Körper, der immer zuverlässig eingeschlafen ist und zwar unter allen möglichen und unmöglichen Bedingungen, auf einmal nicht mehr schlafen kann? Wie kann man derart die Kontrolle über den Schlaf verlieren? Über die Entstehung einer Insomnie haben sich viele Forscher Gedanken gemacht. Herausgekommen sind verschiedene Modelle, die sich im Wesentlichen jedoch ähneln.

Beginnen wir mit dem Modell, das zunächst in den Köpfen der Betroffenen selber entsteht. Personen, die plötzlich nicht mehr schlafen können, suchen nach einer Ursache. Eine naheliegende Ursache könnte beispielweise Stress sein. Also versuchen viele, sich zu schonen. Eine weitere Ursache könnte ein Mangel an Bewegung sein, also versucht man, ruhiger zu sein. Wenn Schonung oder ein Mehr an Bewegung keine Abhilfe schaffen, versuchen viele Betroffene es mit Hausrezepten oder pflanzlichen Präparaten. Wenn diese nicht helfen, kommt der Verdacht auf, dass »etwas nicht mehr mit meinem Körper stimmt«.

! Viele Insomniepatienten denken, dass etwas mit ihrem Körper nicht stimmt und sie deswegen nicht schlafen können.

In den populärwissenschaftlichen Quellen werden viele Krankheitsmodelle angeboten. Es könnte ein Mangel an → *Melatonin* (s. Abschn. 5.8) sein oder Serotonin oder eines anderen Hormons. Viele glauben zumindest, dass die Unfähigkeit, trotz erheblicher Müdigkeit in den Schlaf zu kommen, einem Ungleichgewicht im Gehirn geschuldet ist. Nicht selten werden Hormonuntersuchungen angestrengt, die eine körperliche Ursache für die Schlafstörung ergeben sollen. In einigen Fällen findet auch eine Schlaflaboruntersuchung statt. Falls sich hier keine Apnoen zeigen, wird dem Patienten oft mitgeteilt, dass »nichts« gefunden wurde. Unerwartet kann sich sogar ein relativ ungestörtes Schlafprofil zeigen, was den Betroffenen noch mehr verunsichert, weil er nun befürchtet, als Simulant dazustehen. Je länger eine Insomnie unbehandelt bleibt, desto mehr kann sich die Annahme festsetzen, dass etwas mit dem Körper »nicht stimmt« und desto stärker wird die allgemeine Anspannung und Nervosität. Die führt in der Regel dazu, dass noch schlechter geschlafen wird.

Beispiel

Herr D. leidet an Schlafstörungen und möchte wissen, ob wir in der Schlafambulanz auch das Melatonin untersuchen. Er ist fest davon überzeugt, dass ein Mangel davon bei ihm vorliegt.

4.5.1 Alles Kopfsache

Schlaf ist ein Prozess, ein Verhalten, das im Gehirn geschieht. Wir wissen, dass bestimmte Bereiche im Gehirn herunterreguliert werden müssen, damit wir einschlafen können. Man weiß jedoch aus Studien, dass bei Insomniepatienten diese Hirnareale beim Einschlafen noch aktiver sind als bei Gesunden. Ist das nun eine körperliche Erkrankung? Nein. Dagegen spricht, dass Insomniebetroffene tatsächlich wieder lernen können, rasch einzuschlafen. Man hat bislang für die Insomnie keine körperliche Ursache finden können. Schlafforscher gehen davon aus, dass die Insomnie durch psychische Faktoren aufrechterhalten wird. Sie haben Modelle entwickelt, welche die Insomnie als Störung des Denkens und der Einstellungen erklärt. Wie kann das sein? Forscher haben festgestellt, dass sich *Personen mit einer Insomnie vor allem im Denken ähneln*, und zwar dann, sobald sich die Gedanken um den Schlaf drehen. In Abschnitt 4.4 sind bereits typische Gedanken beschrieben. Die Gedanken drehen sich im Wesentlichen um zwei Inhalte:

- zum einen um die eigene **Schlaffähigkeit** und
- zum anderen um die **Folgen** des gestörten Schlafes.

Um den Einfluss von diesen Gedanken auf ein Verhalten zu verdeutlichen, nehme ich das Beispiel Autofahren.

Beispiel

Stellen Sie sich vor, Sie sind in einen Unfall verwickelt und haben Schuld, es gibt keine Personenschäden, aber einen ordentlichen Sachschaden. Es könnte sein, dass Sie beginnen nachzudenken: »Was ist, wenn mir das wieder passiert?«, »Ich dachte, ich wäre ein guter Autorfahrer, es ist doch noch nie etwas passiert«, »Wieso konnte mir das überhaupt passieren, ich war weder betrunken noch übermüdet«. Des Weiteren würden Sie sich vielleicht Sorgen um die Folgen machen: »Diesmal ist nicht so viel passiert, aber was wäre, wenn in dem anderen Auto Personen gesessen hätten, womöglich noch Kinder?«, »Was ist, wenn mir der Führerschein entzogen wird?« usw. All diese

Gedanken sind nach einem Unfall völlig normal und verschwinden wieder, wenn der Fahrer wieder »Vertrauen« in seine Fahrtüchtigkeit gewonnen hat. Sie können jedoch auch genau diesen Prozess des Aufbaus eines gesunden Selbstvertrauens durch Ängste stören. Diese Ängste würden zu einer verstärkten Selbstbeobachtung beim Fahren führen, was wiederum die Fahrtüchtigkeit beeinträchtigen kann.

Druck erzeugt Anspannung und Anspannung stört die Aufmerksamkeit und die Konzentration. Jede Tätigkeit wird anstrengend und sogar unangenehm, wenn wir uns dabei unter Druck setzen und verstärkt beobachten – auch das Einschlafen. Wenn ich einschlafen »muss«, wird es schwierig sein, sich zu entspannen. Wenn ich mich nicht entspannen kann, kann ich auch nicht einschlafen. Es sind Gedanken über die Leistungsfähigkeit am nächsten Tag und Sorgen um die langfristigen Folgen der Schlafstörung, welche Druck erzeugen. Irgendwann entsteht die Selbstwahrnehmung, ein schlechter Schläfer zu sein. Forscher haben herausgefunden, dass viele sorgenvolle Einstellungen und Annahmen über den Schlaf eine Insomnie aufrechterhalten können. Es führt zu einer vermehrten Selbstbeobachtung, welche allein schon einen wachmachenden Effekt hat.

! Wenn wir unseren Schlaf verbessern wollen, sollten wir also auf jeden Fall das Denken ändern.

4.5.2 Hyperarousal

Ein weiteres Modell wurde aufgrund eines sehr kuriosen Befundes bei Insomniebetroffenen entwickelt. Untersuchungen haben gezeigt, dass Personen mit einer Insomnie unter einer erhöhten inneren Anspannung leiden, die sich auch in sogenannten physiologischen Parametern (zum Beispiel Atmung) messen lässt. Zwei kanadische Forscher haben im letzten Jahrhundert verschiedene

Experimente mit Insomniepatienten durchgeführt. Sie haben unter anderem untersucht, wie sich der schlechte Schlaf der Patienten auf die Tagesbefindlichkeit auswirkt. Sie konnten feststellen, dass sich normale Personen nach einer Woche mit schlechtem Schlaf (in diesem Falle experimentell gestört) müde und erschöpft fühlten und tagsüber schneller eingeschlafen sind. Auch Personen mit einer Insomnie fühlten sich erschöpft und müde, hatten jedoch auch am Tage Probleme, den fehlenden Schlaf nachzuholen. Es scheint, als ob sie anders auf den gestörten Schlaf reagieren als Nicht-Schlafgestörte. Als Grund hierfür wurde eine chronisch erhöhte Anspannung postuliert, welches man Hyperarousal nennt. Dieses erhöhte Anspannungsniveau ist noch nicht ganz genau erforscht, scheint aber einer der aufrechterhaltenden Gründe für den gestörten Schlaf und den Mangel an Entspannungsfähigkeit am Tage zu sein. Es zeigt sich in vermehrtem Grübeln, einer inneren Unruhe und eben dem Problem, sich zu entspannen. Man wird nicht mit einem Hyperarousal geboren, sondern es entsteht durch den Teufelskreis Insomnie. Die gute Nachricht ist: Man kann es langsam abbauen und wieder lernen zu entspannen (s. Abschn. 8.2). Darum ist in der Therapie chronischer Schlafstörungen die Entspannung von besonderer Bedeutung (s. Kap. 8).

4.6 Wer bekommt eine Insomnie?

»Typus Insomnicus«. Wer bekommt eine Insomnie? Sind es bestimmte Menschen, die besonders gefährdet sind? Während meiner jahrelangen psychotherapeutischen Tätigkeit mit Insomniepatienten ist mir aufgefallen, dass sich die Personen bezüglich bestimmter Persönlichkeitseigenschaften ähneln. Die erste Eigenschaft, die auch bereits in wissenschaftlichen Untersuchungen bestätigt worden ist, kann als Hang zum Perfektionismus bezeichnet werden. Was bedeutet das? Perfektionisten sind Menschen, die alles sehr genau nehmen und versuchen, Fehler auf jeden Fall zu vermeiden. Dem Perfektionisten ist eigentlich nichts gut genug, es könnte immer noch etwas besser sein. Sie achten auf Genauigkeit, Pünktlichkeit, lassen keinen Abgabetermin verstreichen, versuchen, Dinge sofort zu erledigen, lassen nichts liegen, können schlecht abschalten, weil sie nachdenken, ob auch wirklich alles optimal erledigt ist. Sie sind haftend in ihren Ansichten, gewissenhaft. Alles wird kritisch überprüft, nichts wird einfach mal nur so übernommen. Perfektionisten neigen in der Regel dazu, alles unter Kontrolle haben zu müssen, und können schlecht delegieren. Dadurch besteht bei ihnen die Gefahr, sich zu überfordern oder durch andere ausgenutzt zu werden. Man kann sich auf sie hundertprozentig verlassen und das wird auch oft und gerne getan.

! Patienten mit einer Insomnie zeigen meist einen Hang zum Perfektionismus.

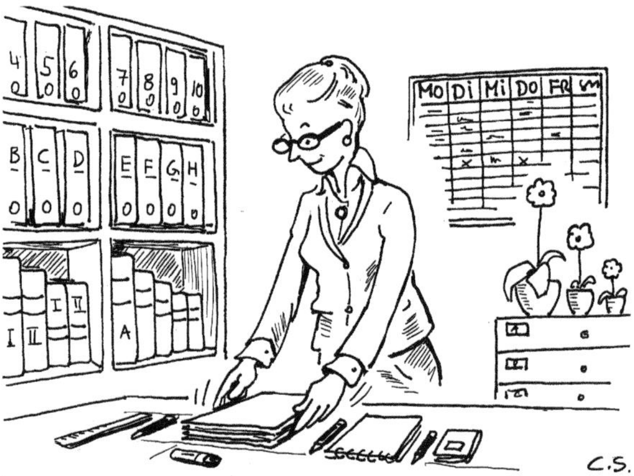

Eine weitere Eigenschaft, in der sich Insomniebetroffene ähneln, ist ein Bedürfnis nach Harmonie. Harmoniebedürftige sind eher aggressionsgehemmt, als dass sie ihren Gefühlen, vor allem den negativen, freien Lauf lassen. Sie warten erstmal ab, halten sich zunächst bedeckt und versuchen, Probleme mit sich auszumachen. Dabei kann ein spontaner Ausbruch von Entrüstung oder Ärger durchaus befreiend sein. Wenn nämlich Konflikte erstmal intern gelöst werden müssen, trägt man in der Regel mehr Ärger mit sich herum als einem lieb ist. Es entsteht die Gefahr des Grübelns und

Nicht-mehr-abschalten-Könnens. Auch wenn harmoniebedürftige Personen in der Regel eher auf positive Resonanz stoßen, besteht bei ihnen die Gefahr, eigene Grenzen nicht zu erkennen und signalisieren zu können. Sie neigen dazu, sich aufgrund ihrer Gutmütigkeit für andere zu überfordern.

Stellen wir uns so einen Menschen mit den oben beschriebenen Eigenschaften vor! Erkennen Sie sich wieder? Diese verlässlichen, korrekten Menschen, auf die man sich in der Regel verlassen kann, sind verlassen, wenn sie nicht mehr schlafen können, und zwar eher als Menschen, die mal ungerade Dinge gerade sein lassen können. Perfektionismus und Harmoniebedürfnis sind ein guter psychologischer Nährboden für die Entwicklung einer Insomnie.

4.7 Teufelskreis Insomnie

Bestimmte Verhaltensweisen und Denkmuster bilden in Zusammenhang mit dem gestörten Schlaf eine Art Teufelskreis, der sich als Modell über die Entstehung und Aufrechterhaltung der Insomnie durchgesetzt hat. Dieser Teufelskreis ist in Abbildung 4 schematisch abgebildet.

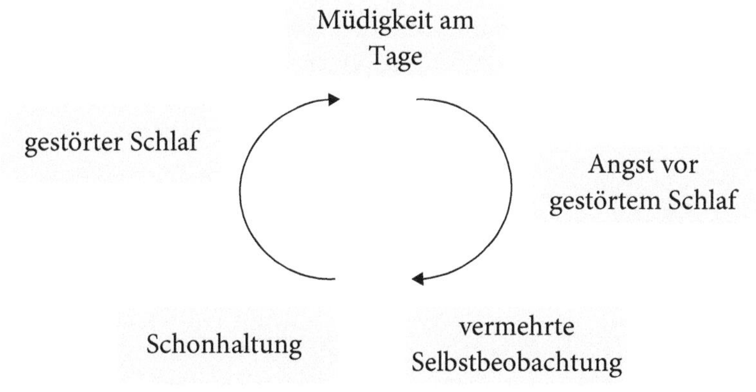

Abbildung 4 Teufelskreis Insomnie

Beginnen wir mit dem Schlaf. Wenn der Schlaf gestört ist, sind wir am nächsten Tag beeinträchtig. Wir sind müde, unkonzentriert und womöglich gereizt. In der Regel kann dies durch eine gute Nacht ausgeglichen werden. Wenn der Schlaf aber schlecht bleibt, kommt bei einigen Patienten die Befürchtung auf, dass sich dies nicht mehr ändern wird, dass man den Schlaf nicht mehr unter Kontrolle hat. Dann entstehen genau die Symptome, die oben dargestellt worden sind. Wir fangen an, vermehrt über den Schlaf nachzudenken, zu grübeln, was wohl die Ursachen seien können. Wir fangen an, uns zu beobachten, ob wir einschlafen können oder entspannt genug sind. Wir fangen dann vor allem an, uns anders zu verhalten. Wir bleiben unter Umständen länger im Bett liegen, um die langen Wachzeiten auszugleichen. Alleine lange Liegezeiten können den Schlaf schon verschlechtern. Wir sehen nachts öfters auf die Uhr und rechnen, wie viel Zeit wir noch bis zum Aufstehen haben. Wir versuchen, uns müde zu machen, durch mehr Sport, oder ziehen uns zurück, um uns Stress zu ersparen. All diese Verhaltensweisen verschlechtern den Schlaf anstatt ihn zu verbessern und so entsteht immer mehr der Eindruck, mit unserem Körper stimme etwas nicht. Je länger sich der Teufelskreis dreht, desto mehr gewöhnt sich der Körper daran, schlecht zu schlafen, und entwickelt das oben beschriebene Hyperarousal.

Medikamenteneinnahme kann den Teufelskreis kurzfristig unterbrechen, kann aber langfristig zu einer psychischen Abhängigkeit führen. Eine wirksame Methode den Teufelskreis zu unterbrechen, ist die Verhaltenstherapie (s. Kap. 6).

5 Medikamentöse Behandlung der Insomnie

5.1 Geschichte der Schlafmittel

Es gibt kaum eine Störung, bei der es so eine Bandbreite an Behandlungsmöglichkeiten gibt wie die Insomnie. Die Bandbreite an pharmazeutischen und pflanzlichen Schlafmitteln ist groß und Schlafmittel sind eines der ältesten Medikamente. Ein sehr altes Schlafmittel ist der Hopfen (Humulus lupulus). Er wurde vor allem während des Mittelalters als Schlafmittel eingesetzt. Er wurde allerdings auch bezichtigt, Melancholie zu erzeugen oder einen schweren Kopf zu machen. Im 18. Jahrhundert wurde die schlaffördernde Wirkung von Hopfen neu entdeckt und im 20. Jahrhundert hat sich der Hopfen vor allem in Kombination mit der Baldrianwurzel als Schlaf- und Beruhigungsmittel etabliert. Valeriana officinalis, auch Baldrian genannt, ist ein weiterer Klassiker der Schlafmedizin, der tatsächlich schon in der Antike verwandt wurde. Allerdings war sie damals als Allheilmittel bekannt und erst sehr viel später wurde die schlaffördernde Wirkung bekannt. Schlafmittel sind also sehr alte Heilmittel und Schlafstörungen schon ein sehr altes Leiden. Die Sehnsucht nach Schlaf führte zu immer neueren Entdeckungen. Man suchte nach dem »idealen« → *Hypnotikum*. Dieses sollte in den Schlaf versenken, aber nicht bewusstlos machen und keine Nachwirkungen beim Aufwachen erzeugen. Erst in den 1960er-Jahren gelang mit der Entdeckung der Benzodiazepine ein Durchbruch. Man hatte eine wirksame Substanzgruppe entdeckt, die nicht abhängig machte, so die damalige Überzeugung. Später kamen die sogenannten Z-Substanzen (Zolpidem, Zaleplon und Zopiclon) hinzu. Allerdings haben alle diese Stoffe immer wieder Nachteile gezeigt. Ein besonderer Nachteil ist der sogenannte Absetzeffekt und die Gewöhnung, was bei dieser Substanzgruppe nicht unproblematisch war. Mittlerweile sind auch andere Stoffgruppen als Schlafmittel zugelassen, so aus dem Bereich der Antidepressiva oder sogar Antipsychotika. Trotz der Bandbreite gilt: **Das ideale Hypnotikum wurde noch nicht gefunden.**

Schlafmittel haben in dem letzten Jahrzehnt einen Imagewandel erfahren. Während sie früher gerne und häufig verschrieben, ja als Mittel der ersten Wahl bei Schlafstörungen gesehen wurden, ist die Verschreibungspolitik der Ärzte zurückhaltender geworden. Dies liegt auch an kritischen Studien zur Schlafmitteleinnahme, die vor Abhängigkeit warnen. 2012 wurde in einem Arzneimittelreport noch vor einer erhöhten Verschreibung von Beruhigungs- und Schlafmitteln gewarnt mit 1,2 Millionen »Abhängigen«. Frauen wurden dabei mehr als doppelt so häufig Schlafmittel und Antidepressiva verschrieben. Neben diesen beunruhigenden Zahlen gab es Studien, die zeigten, dass Personen mit einer Schlafmitteleinnahme ein erhöhtes Krankheitsrisiko hatten. Und es mehren sich Daten, welche die Hypothese bestätigen, dass Hypnotika nur symptomatisch wirken und nicht die Ursachen behandeln. Ein Hypnotikum sorgt dafür, dass wir besser oder gut schlafen können, die Insomnie ist allerdings mehr als nur gestörter Schlaf.

> **!** Hinter den chronischen Insomnien steht auch immer ein Vertrauensverlust in den eigenen Körper und das kann ein Hypnotikum nicht wiederherstellen.

Unter Umständen kann eine Langzeiteinnahme eine Insomnie noch verstärken, da es das Gefühl bestätigt, »ohne externe Hilfe« nicht in den Schlaf kommen zu können. Schlafmittel werden mittlerweile als »schlecht« und »unnatürlich« gesehen, die man so kurz wie möglich nehmen sollte. Tatsächlich wird empfohlen, klassische Schlafmittel, wie zum Beispiel das Zopiclon, nicht länger als vier Wochen einzunehmen. In den meisten Fällen dauert eine Insomnie länger an.

5.2 Definition eines Schlafmittels

Was macht ein Schlafmittel eigentlich zu einem Schlafmittel? Ein Schlafmittel sollte idealerweise die in nachfolgender Übersicht dargestellten Eigenschaften haben.

Eigenschaften eines Hypnotikums

- die gestörte Schlafqualität verbessern (zum Beispiel, indem man schneller einschlafen kann)
- keine unerwünschten Nebenwirkungen haben (wie zum Beispiel einen Überhang am nächsten Tag)
- nicht abhängig machen (keine Dosissteigerung und keine Absetzeffekte)
- sich nicht negativ auf andere Schlafkrankheiten, wie zum Beispiel das Schlafapnoe-Syndrom, auswirken

Ein Hypnotikum sollte auf jeden Fall das Einschlafen verbessern. Ein Schlafmittel sollte des Weiteren nicht betäuben und nicht zu einem sogenannten Überhang führen, das bedeutet, dass das Schlafmittel noch in den Tag hineinwirkt. Dies ist besonders bei älteren Personen wichtig. Hier kann ein zu starkes Schlafmittel nachts Verwirrtheit bewirken und bei Personen, die unter der Wirkung eines solchen Mittels aufstehen, um beispielsweise auf die Toilette zu gehen, zu einer erhöhten Unfallgefahr durch Stürze führen. Die ungewollt lange Wirkung eines Schlafmittels kann auch zu einer Einschränkung der Fahrtüchtigkeit im Straßenverkehr durch Schläfrigkeit führen. Das ideale Schlafmittel sollte außerdem keine Abhängigkeiten erzeugen. Damit sind erstens ein Nachlassen der Wirkung nach längerer Einnahme, was zu einer Dosissteigerung führen kann, und zweitens Absetzeffekte gemeint. Viele Patienten berichten, dass sie Versuche unternommen haben, das Schlafmittel abzusetzen. Es geht dann in der Regel ein bis drei Tage gut. Am dritten Tag gelingt es ihnen oft nicht mehr, den antizipierten »schlechten« Schlaf zu ertragen. Das ist dann der Zeitpunkt, an dem häufig erneut ein Schlafmittel genommen wird. Diese Patienten können zwar dann in dieser Nacht gut schlafen, verarbeiten ihren »Rückfall« aber oft mit

Schuldgefühlen. Sie fühlen sich dann abhängig. Außerdem verpassen sie den Nachholeffekt, der sich meist in der dritten Nacht nach Absetzen eines Hypnotikums einstellt.

Das ideale Schlafmittel sollte außerdem so gut wie keine unerwünschten Nebenwirkungen haben. Was sind unerwünschte Nebenwirkungen? Es gibt kaum ein Medikament, welches nebenwirkungsfrei ist. Vor allem sogenannte Antidepressiva können zum Beispiel ein Restless-Legs-Syndrom verstärken (s. Abschn. 3.3). Dies kann wiederum den Schlaf stören. Benzodiazepine können die Atmung verschlechtern, was bei einer schlafbezogenen Atmungsstörung von Nachteil ist. Wenn ein Schlafmittel den Schlaf nicht verbessert, sollten Sie das also mit Ihrem Arzt besprechen. Andererseits sollte man sich nicht vom Beipackzettel irritieren lassen. Hier werden schon aus juristischen Gründen alle möglichen Wirkungen aufgeführt, die bei Einnahme aufgetreten sind. Das heißt jedoch im Umkehrschluss nicht, dass das Medikament auch wirklich dafür verantwortlich ist. Die Einnahme eines Schlafmittels sollte durch einen Arzt empfohlen und verschrieben werden, dieser kann auch gegebenenfalls über relevante Nebenwirkungen aufklären.

Schließlich sollte ein Schlafmittel nicht zu einer → *Rebound Insomnie* führen. Eine Rebound Insomnie ist ein spezifisches Absetzphänomen. Es bedeutet, dass der Schlaf nach Absetzen des Schlafmittels noch schlechter als vor der ersten Einnahme ist. Die Verschlechterung ist nur vorübergehend, kann aber sehr beängstigend sein. Die Verschlechterung des Schlafes nach Absetzen des Schlafmittels muss kein körperliches Phänomen sein, sondern kann auch einfach durch die entsprechende Erwartung entstehen, dass der Schlaf nach Absetzen des Schlafmittels wieder schlechter wird und man in das »alte Muster« zurückfällt.

Trotz jahrelanger Entwicklungsforschung ist das ideale Hypnotikum mit den hier aufgeführten Eigenschaften noch nicht erfunden worden. Für die Behandlung von Schlafstörungen gibt es allerdings sehr gute Medikamente.

5.3 Wann sollte ich ein Hypnotikum nehmen?

Während früher rasch und gerne Schlafmittel genommen wurden, sind viele Betroffene mittlerweile vorsichtiger geworden. Gründe sind die beschriebene Gefahr der Abhängigkeit oder unerwünschter Nebenwirkungen. Ein weiterer Grund ist, dass viele wegen ihrer Schlafstörungen nicht auf lange Sicht ein Medikament nehmen wollen. Andererseits nehmen viele Patienten bereits nicht-rezeptpflichtige Schlafmittel, bevor sie das erste Mal zum Arzt gehen. Es gibt eine hohe Anzahl von Personen, die Schlafmittel länger als vorgeschrieben einnehmen und dennoch an gestörtem Schlaf leiden. Wann sollte man also ein Schlafmittel nehmen?

Schlafmittel können dann eingenommen werden, wenn eine kurzfristige Besserung des Schlafes erwünscht ist. Dies kann unterschiedliche Gründe haben:

- Ein sehr naheliegender und zugleich simpler Grund kann ein hoher Leidensdruck sein, der durch die Einschlafstörung bedingt sein kann. Wenn man trotz erheblicher Müdigkeit nicht einschlafen kann, ist dies eine sehr einschneidende Erfahrung, und wenn sich diese wiederholt, obwohl man vermeintlich »alles richtig« macht, kann es beängstigend sein. Die Gabe eines Schlafmittels kann die Entwicklung eines Teufelskreises Insomnie unter Umständen verhindern.
- Ein weiterer Grund kann Angst um die Leistungsfähigkeit sein. In der Regel kann man auch mit wenig Schlaf gute Leistung erbringen, allerdings ist guter Schlaf natürlich immer die bessere Option. Wenn also bestimmte Herausforderungen (zum Beispiel Prüfungen) anstehen und die Angst besteht, diese ohne ausreichenden Schlaf nicht bewältigen zu können, kann vorübergehend ein Schlafmittel genommen werden. Dies gilt umso mehr, wenn nicht-medikamentöse Methoden kurzfristig nicht angewendet werden können.
- Ein weiterer Fall ist das zusätzliche Bestehen einer anderen psychischen Erkrankung, wie zum Beispiel einer Depression. Schlafstörungen können andere Störungen, vor allem psychischer Art verschlimmern, in diesem Fall sind Schlafmittel

auf jeden Fall indiziert, vor allem, wenn psychotherapeutische Methoden nicht anwendbar sind oder nicht greifen.

> **!** Schlafmittel sind grundsätzlich eine gute Einschlafhilfe, die immer dann gegeben werden sollten, wenn kurzfristig effektiv geholfen werden kann. Sie sind jedoch keine Dauerlösung.

5.4 Verschiedene Schlafmittelsubstanzen

Für die Behandlung der Insomnie ist eine Reihe von Substanzen zugelassen, allerdings entscheidet der behandelnde Arzt, ob unter Umständen auch ein anderes Präparat verschrieben werden kann. Dies ist zum Beispiel dann der Fall, wenn eine zusätzlich bestehende Krankheit durch die Gabe eines klassischen Hypnotikums verschlechtert werden könnte. Neben den Benzodiazepinen, den sogenannten Z-Substanzen (s. u.) und Antidepressiva, gibt es viele pflanzliche Präparate. Diese sind ohne Rezept erhältlich. Die Wirkung dieser Präparate ist umstritten, es gibt Patienten, die sehr davon profitieren, andere wiederum nicht. Im Vergleich zu den rezeptpflichtigen Schlafmitteln haben sie weniger Nebenwirkungen. Die Wirkweise ist jedoch nicht so umfangreich und systematisch untersucht wie bei den pharmazeutischen Medikamenten.

Benzodiazepine

Exkurs

Gamma-Aminobuttersäure (GABA)
Ein Botenstoff, der wesentlich am Entspannungsprozess beteiligt ist, ist Gamma-Aminobuttersäure (GABA). Dieser Neurotransmitter wirkt hemmend auf bestimmte Prozesse in zentralen Nervensystemen, welche für Erregung zuständig sind. Das bedeutet kurz gesagt, je weniger GABA, desto mehr Anspannung. GABA wird also eine angstlösende und entspannende Wirkung

zugeschrieben. Nun gibt es bestimmte Stoffe, die an GABA-Bindungsstellen andocken, und diese Stoffe nennt man **Benzodiazepine** und Benzodiazepin-Rezeptor-Agonisten.

Benzodiazepine sind → *Psychopharmaka*, die vor allem beruhigend wirken und relativ lange Zeit schon auf dem Markt sind. Sie haben unterschiedliche Wirkprofile: Einige wirken eher angstlösend, andere eher schlafanstoßend. Man gibt sie dann gerne, wenn der Betroffene zuverlässig beruhigt werden sollte, zum Beispiel bei Bestehen einer Depression oder starker Angst. Das Problem bei Benzodiazepinen ist, dass sie unerwünschte Nebenwirkungen haben. Sie können die Atmung verschlechtern, was bei einer bestehenden schlafbezogenen Atmungsstörung ungünstig ist. Das größte Problem bei dieser Medikamentengruppe ist jedoch die Suchtgefahr. Der Körper kann sich relativ schnell an die beruhigende Wirkung gewöhnen, sodass man unter Umständen eine immer höhere Dosierung braucht. Wenn das Medikament dann abgesetzt werden soll, können sich Entzugserscheinungen zeigen, wie Unruhezustände, Nervosität oder auch Angst. Die Einnahme eines Benzodiazepins zum Schlafen bedarf also unbedingt einer ärztlichen Überwachung.

Benzodiazepin-Rezeptor-Agonisten. Sogenannten Z-Substanzen können als Nachfolger der Benzodiazepine bezeichnet werden. Unter Z-Substanzen fasst man die Medikamente Zolpidem, Zopiclon und Zaleplon zusammen, alle beginnen mit einem Z. Diese Substanzen gehen an die gleichen Rezeptoren wie die Benzodiazepine, nämlich den GABA-Rezeptor, haben jedoch eine andere biochemische Struktur, sie sind also keine echten Benzodiazepine. Die Z-Substanzen fördern relativ zuverlässig das Einschlafen und sind für die Behandlung der Insomnie zugelassen. Das Zaleplon ist allerdings nicht mehr auf dem Markt. Z-Substanzen sollten wenn möglich nicht länger als vier Wochen verschrieben werden. Was ist der Grund dafür? Wie die meisten Hypnotika kann es auch bei den Z-Substanzen zu einem Gewöhnungseffekt kommen. Das bedeutet, dass dieselbe Dosierung nicht mehr wirkt. Man kann dann die Dosierung steigern, was allerdings nicht ratsam ist, da es wieder zu einer Gewöhnung kommen kann. Der Hauptgrund für die beschränkte Einnahmedauer ist jedoch, dass der Körper grundsätzlich lernen sollte, ohne Medikamente wieder in den Schlaf zu kommen. → *Zolpidem* und → *Zopiclon* sollten vor dem Zubettgehen genommen werden und nicht mitten in der Nacht, da es zu sogenannten Überhangeffekten kommen kann.

Antidepressiva

Wie der Name schon sagt gibt es Medikamente, die speziell bei Depressionen wirken. Sie gehen an bestimmte Rezeptoren im Gehirn, die mit Stoffwechselprozessen verknüpft sind, welche bei einer Depression eine Rolle spielen. Dazu gehören das Serotonin und das Noradrenalin. Nun haben einige dieser Substanzen auch eine sedierende, das heißt beruhigende Wirkung und werden deswegen auch bei der Behandlung von Schlafstörungen eingesetzt. Die Vorteile sind, dass sie im Gegensatz zu den Benzodiazepinen kein Suchtpotenzial haben und von daher eine längere Zeit gegeben werden können. Weiterhin ist vorteilhaft, dass sie auch auf eine bestehende depressive Symptomatik wirken. Viele Insomniebetroffene leiden wegen ihrer Schlafstörungen unter Verstimmungen, Gereiztsein und einem fehlenden Antrieb. Ob ein Antidepressivum bei Schlafstörungen gegeben werden kann, liegt im Ermessen des Arztes. Wie jedes Medikament haben auch Antidepressiva unerwünschte Nebenwirkungen, die einen Einsatz als Schlafmittel unter Umständen einschränken. Unter → *Mirtazapin* zum Beispiel können motorische Störungen im Sinne eines Restless-Legs-Syndroms hervorgerufen oder verstärkt werden, sie verschwinden wieder, wenn man das Medikament absetzt. Ähnliche Beobachtungen hat man unter Trimipramin gemacht. Insgesamt muss man allerdings sagen, dass Mirtazapin, niedrig dosiert, einen sehr guten schlafanstoßenden Effekt hat.

5.5 Wirken Placebos auf den Schlaf?

Um die Wirksamkeit eines Medikaments zu überprüfen, gibt es mehrere Möglichkeiten. Man kann das Medikament geben und dann untersuchen, inwieweit sich das Zielsymptom (zum Beispiel der gestörte Schlaf) verbessert. Allerdings weiß man dann nicht, ob dieses Medikament wirklich wirkt, oder nicht eher die Erwartung, die mit dem Medikament verbunden ist, schon einen positiven Effekt hat. Um unter anderem diesen Effekt zu kontrollieren, gibt man in Medikamentenstudien einer Gruppe von Versuchspersonen das zu prüfende Medikament und der anderen Gruppe ein sogenanntes Placebo. Dieses Placebo sieht genauso aus wie das zu prüfende Medikament, hat aber keinerlei spezifische Wirkstoffe. In der Tat werden Placeboeffekte auf den Schlaf bei Insomniepatienten systematisch untersucht. Dabei hat man festgestellt, dass Placebos bereits einen positiven Effekt auf den Schlaf bei Personen mit einer chronischen Schlafstörung haben. Das bedeutet, alleine der Glaube daran, dass ein Medikament helfen könnte, hat schon einen positiven Effekt. Allerdings ist nicht untersucht worden, wie lange dieser Effekt anhält. Es spricht jedoch vieles dafür, dass er nur von kurzer Dauer ist. Die Placebowirkung wird am folgenden Beispiel deutlich:

Beispiel

Frau Z. nimmt unregelmäßig Zolpidem, sie versucht, so wenig wie möglich zu nehmen. Manchmal ist sie nach stundenlangem Wachliegen so verzweifelt, dass sie dann doch eine Tablette nimmt. Sie kann dann sofort einschlafen.

Das Fallbeispiel macht die beruhigende Wirkung der Schlaftablette deutlich, die Patientin kann sofort nach der Einnahme einschlafen, was auf eine psychologische Wirkung schließen lässt, da die Tablette körperlich so schnell nicht wirken kann.

Exkurs

Fehlt ein Schlafstoff?

Enthält ein Hypnotikum ein »Schlafmittel«? Es sollte mit einem latenten Vorurteil über die Wirkung von Schlafmitteln aufgeräumt werden. In einem Hypnotikum ist nicht »*der* Schlafstoff« enthalten, der dem schlafgestörten Menschen fehlt. Es erleichtert lediglich den gestörten Einschlafprozess. Bei vielen

Schlafgestörten entsteht der Eindruck, dass ihnen etwas im Gehirn fehle, was sie zum Einschlafen brauchen. In der Praxis werden jedoch unterschiedliche chemische Substanzen als Hypnotika eingesetzt. Es kann sich also nicht nur um einen Wirkstoff handeln, der dem schlaflosen Gehirn fehlt. Allen diesen Substanzen ist gemein, dass sie stark entspannend wirken, sedativ, wie man in der Medizin sagt. Das menschliche Gehirn hat alles, was man zum Schlafen braucht.

5.6 Machen Hypnotika abhängig?

Die Gabe von Schlafmitteln ist bei akuten, das heißt gerade aufgetretenen Schlafstörungen durchaus indiziert. In letzter Zeit mehren sich jedoch Nachrichten über das sogenannte Abhängigkeitspotenzial von Schlafmitteln. Außerdem zeigen Studien, dass ein Teil der Insomniebetroffenen die Tabletten weiter nimmt, obwohl sie nicht helfen. Sind diese Patienten abhängig?

Beispiel

Frau H. nimmt seit Monaten Zopiclon, obwohl man es eigentlich nur ein paar Wochen nehmen sollte. Sie kann auch mit dem Zopiclon nicht gut durchschlafen, hat aber immense Angst, es abzusetzen, da sie befürchtet, ohne Schlafmittel gar nicht mehr in den Schlaf zu finden.

Die Frage der Schlafmittelabhängigkeit wird in Fachkreisen kontrovers diskutiert und ist eine der Ängste, die viele Schlafgestörte haben. Um sie zu beantworten, sollte das Konzept der Abhängigkeit an dieser Stelle nochmals angeführt werden. Ein wesentliches Kriterium der Abhängigkeit ist ein Verlangen nach der Substanz mit der positiven Wirkung und ein Kontrollverlust bei der Einnahme. Das bedeutet, die Substanz wird immer weiter genommen, auch wenn sie schadet. Dies trifft vor allem auf Substanzen zu, die in geringen Dosierungen positive Effekte haben (zum Beispiel Alkohol), in höherer Dosierung allerdings dem Körper schaden. Der Abhängige spürt ein Verlangen nach der positiven Wirkung und trinkt immer weiter. Irgendwann merkt er, dass das Weglassen sehr schlimme Folgen hat, er trinkt jetzt, um diese negativen Folgen zu umgehen. Er gerät in einen Teufelskreis aus Dosissteigerung, um denselben Effekt zu erzielen, und Angst vor dem Absetzen. Mit dem übermäßigen Konsum von Alkohol gerät er außerdem in ein soziales Abseits, was die meisten Abhängigen leider nicht abhält, weiter zu trinken. Insomniebetroffene haben kein Verlangen nach der Wirkung des Schlafmittels (Sedierung), sie haben Verlangen nach Schlaf. Sie nehmen das Mittel als Medikament ein und nicht, um zusätzlich einen positiven Effekt zu erfahren (wie bei den meisten Drogen). Der Großteil der Betroffenen nimmt Schlafmittel in einer geringen Dosierung über sehr lange Zeit ein, ohne sie zu steigern, viele haben eher Angst vor einer Dosissteigerung. Auch wenn alleine durch die regelmäßige Einnahme der Schlafmittel eine erhebliche Angst vor Absetzeffekten entstehen kann, sind diese nicht so gravierend wie beim Entzug anderer Substanzen, wie z. B. wie Alkohol. Dennoch gibt es sehr seltene Fälle, in denen Schlafmittel tatsächlich, entgegen des ärztlichen Rates, erheblich gesteigert werden und somit die Kriterien einer Abhängigkeit erfüllt sind. Bei den meisten Insomniepatienten, die Schlafmittel regelmäßig ohne Dosissteigerung nehmen, würde man jedoch nicht von einer Abhängigkeit sprechen.

5.7 Alkohol als Schlafmittel

»Trinken Sie doch abends ein Glas Rotwein.« Diesen »guten Ratschlag« bekommen viele Schlafgestörte. Ist Alkohol ein Schlafmittel? Die Antwort ist ein klares Nein. Alkohol ist und bleibt ein Genussmittel und so sollte es auch konsumiert werden. Trinken »um zu ...« funktionalisiert den Alkohol, das bedeutet, es macht ihn zu einem Hilfsmittel. Und dafür ist er aus verschiedenen Gründen zu gefährlich. Alkohol hat wie alle Beruhigungsmittel den Nachteil, dass sich der Körper daran gewöhnt. Dieser Gewöhnungseffekt kann zu einer Dosissteigerung führen. Während anfangs ein Bier reicht, um sich zu entspannen, braucht man irgendwann zwei Bier usw. Eine weitere unerwünschte

Nebenwirkung des Alkohols ist das Früherwachen. Der Körper baut den ungewohnt hohen Spiegel ab und wacht in der Folge zu früh auf.

5.8 Zum Thema Melatonin

»Ich lasse mir Melatonin aus Amerika kommen. Ich nehme es, weil es ein körpereigener Stoff ist. Ich möchte keine Chemie nehmen, um zu schlafen.« So ähnlich berichten einige Patienten, die Melatonin einnehmen. Melatonin hatte eine Zeitlang den Ruf des natürlichen »Schlafhormons«, seitdem in den 1990er-Jahren Veränderungen am Schlaf durch eine Melatoningabe entdeckt wurden. Forscher stellten fest, dass nach Melatoningabe mehr REM-Schlaf zu sehen war. Dieses Schlafstadium tritt mehrfach im Laufe des Schlafes auf und ist häufig mit Träumen assoziiert. Seitdem wurde immer wieder der Einfluss von Melatonin auf den Schlaf untersucht. Aber was hat es mit dem Melatonin auf sich? Medizinisch untersucht ist, dass Melatonin im Zwischenhirn nachts bei Dunkelheit im vermehrten Maße gebildet wird, wobei die Bildung durch Licht unterdrückt werden kann. Darüber hinaus wird Melatonin aber auch im Darm und in der Netzhaut gebildet und noch mit anderen physiologischen Vorgängen im Körper assoziiert, wie zum Beispiel den Geschlechtsorganen. Melatonin ist also durchaus nicht nur für den Schlaf zuständig. Was bewirkt Melatonin bezüglich des Schlafes? Melatonin geht an bestimmte Rezeptoren, die mit der Steuerung der inneren Uhr in Verbindung stehen. Man hat beobachtet, dass nach Gabe von Melatonin schneller eingeschlafen wird. Von daher bietet sich der Einsatz von Melatonin bei Einschlafstörungen an. Der genaue Wirkmechanismus ist noch unbekannt. Es wird angenommen, dass Melatonin eher für die Reduktion der Wachheit am Abend verantwortlich ist und weniger einen direkt schlafanstoßenden Effekt hat. In diesem Zusammenhang wird auch von der biologischen Nacht gesprochen, die dann beginnt, wenn Melatonin ausgeschüttet wird. Es gibt Schlafmittel auf Melatoninbasis, wie z. B. das Circadin® oder Agomelatin (Valdoxan®). Auch wenn die Wirkung von Melatonin bei einer Insomnie eher moderat ist, ist sie für den Jetlag gut belegt.

5.9 Schlafen ohne Medikamente?

Viele Patienten fragen am Anfang der Therapie: »Wie soll ich jemals wieder ohne Medikamente schlafen können? Ich habe sie doch so lange genommen?« Je länger Hypnotika genommen werden, desto eher entsteht der Eindruck, dass ohne Medikamente gar nicht mehr geschlafen werden kann. Das Schlafmittel ist wie eine Brücke zum Schlaf, was ist, wenn diese eingerissen wird? Was sind die psychologischen Hintergründe für diese Annahmen?

Dahinter steht das bereits beschriebene Bild von einem nicht mehr funktionsfähigen Gehirn. Es scheint, als ob irgendetwas nicht mehr stimmen würde und die Medikamente diese Dysfunktion sozusagen ausgleichen. Das, was der Körper anscheinend nicht mehr leisten kann, nämlich alleine Schlaf zu produzieren, wird durch ein Schlafmittel wieder ausgeglichen. Viele Insomniebetroffene glauben, dass ihr Körper von alleine, das heißt ohne Schlafmittel, nicht mehr in den Schlaf finden kann. Dieser Eindruck wird womöglich durch wiederkehrende Negativerfahrungen ohne Schlafmittel verstärkt. Patienten berichten oft von vergeblichen Absetzversuchen. Sie möchten eigentlich keine Medikamente nehmen und versuchen, sie oft eigenständig einfach weg zu lassen. Der Absetzeffekt mit schlechtem Einschlafen kann für Insomniebetroffene so beängstigend sein, dass sie wieder zu einem Schlafmittel greifen. Das Vertrauen in den eigenen Körper hat sich oft nach langer Zeit einer Schlafmitteleinnahme aufgelöst.

> **!** Jeder Körper kann ohne pharmakologische Hilfe in den Schlaf finden.

Falls Sie Zweifel an der Aussage haben, lesen Sie nicht schnell weiter, sondern versuchen Sie, sich auf die Aussage einzulassen. Je mehr Sie diesem Satz vertrauen, desto eher kommen Sie ans Ziel.

Wenn Sie ein Schlafmittel nehmen, sollten Sie es zu Beginn der verhaltenstherapeutischen Maßnahmen (s. Kap. 6) absetzen. Dies hat mehrere Gründe: Erstens sollte man immer nur eine Heilmethode zur selben Zeit anwenden. Mehr ist nicht immer besser!

Wenn Sie ein Medikament nehmen und außerdem die verhaltenstherapeutischen Maßnahmen umsetzen, wissen Sie unter Umständen nicht mehr, was geholfen hat. Hinzu kommt die Gefahr, dass sich nach Absetzen des Schlafmittels der Schlaf verschlechtert. Es wäre gut, wenn dies zu Beginn der Therapie passiert, da sie dann mit den Maßnahmen erst beginnen. Ein weiterer Grund ist die Müdigkeit am Tage. Durch die Maßnahmen in diesem Ratgeber wird vorübergehend vermehrt Müdigkeit produziert. Dies könnte sich potenzieren, wenn Sie noch ein Schlafmittel nehmen. Sie können vor allem im Straßenverkehr beim Steuern eines Fahrzeugs Schaden anrichten. Der letzte Grund ist relativ simpel. Wenn Sie auf lange Sicht ohne Medikamente schlafen wollen, sollten Sie den Schritt, das Schlafmittel abzusetzen, so schnell wie möglich hinter sich bringen. Dies ist hier nicht anders als bei anderen »unangenehmen Dingen« im Leben.

5.10 Wie setze ich ein Schlafmittel ab?

Auf diese Dinge sollten Sie beim Absetzen achten: Wenn Sie ein Schlafmittel nehmen, das Ihnen Ihr Arzt verschrieben hat, wäre es gut, sich vorher bei ihm nochmals bezüglich der Absetzmodalitäten zu informieren. Benzodiazepine können nicht einfach von heute auf morgen abgesetzt werden. Je nach Substanz ist es einfacher oder schwerer, das Schlafmittel abzusetzen. Nehmen Sie sich einen Zeitraum vor, der ein paar Nächte mit schlechtem Schlaf erlaubt, zum Beispiel ein Wochenende oder ein paar Tage Urlaub. Sie sollten damit rechnen, dass Sie in der ersten Nacht ohne Schlafmittel schlechter einschlafen oder insgesamt weniger schlafen. Gehen Sie in dieser Nacht am besten nicht zu zeitig ins Bett. Ideal wäre es, dann ins zu Bett gehen, wenn man schläfrig ist. Falls dies in der ersten Nacht ohne Schlafmittel erst spät in der Nacht sein sollte, ist das nicht tragisch. Richten Sie sich eher schon darauf ein und planen Sie eine Beschäftigung. Sie sollten auch damit rechnen, dass Sie am Folgetag sehr müde sein können. Es wäre also gut, hier keine Unternehmungen zu planen, die Anforderungen an Ihre Aufmerksamkeit stellen. Dazu gehören lange Autofahrten oder auch Überwachungsaufgaben anderer Art. Wählen Sie am besten einen Tag, an dem Sie nichts Wichtiges zu tun haben. Sie sollten sich an dem ersten Tag ohne Schlafmittel nicht überfordern, aber auch nicht zu sehr schonen. Legen Sie sich in den ersten Tagen nach dem Absetzen des Schlafmittels nicht hin und versuchen Sie nicht, den Schlaf nachzuholen. Versuchen Sie, aktiv zu bleiben, gehen Sie an die frische Luft oder lenken sich durch Gesellschaft ab. Diese müden Tage sind ein guter Zeitpunkt, mit den ersten Maßnahmen der Therapie, zum Beispiel der Bettzeitenrestriktion, zu beginnen (s. Abschn. 7.3).

Wichtige Punkte beim Absetzen eines Schlafmittels

- Setzen Sie das Medikament so ab, wie Ihr Arzt es empfohlen hat. Je nach Wirkstoff kann es sein, dass Sie ein Schlafmittel ausschleichen müssen oder es von einem Tag auf den anderen absetzen können.
- Wählen Sie einen Zeitpunkt, der Ihnen weder beruflich noch privat zu viel Verantwortung abverlangt.
- Rechnen Sie mit ein paar schlecht geschlafenen Nächten.
- Fangen Sie in dieser Zeit mit den ersten verhaltenstherapeutischen Maßnahmen an.
- Planen Sie Aktivitäten, die Sie gut ablenken.
- Denken Sie daran, dass viele andere vor Ihnen auch schon Schlafmittel abgesetzt haben und dass nichts passieren kann.

6 Verhaltenstherapie als Selbsthilfe

Mit diesem Kapitel beginnt Ihre Selbstbehandlung. Sie erfahren hier die wichtigsten Dinge über die Verhaltenstherapie der Schlafstörung. Sie können Ihre inneren Voraussetzungen wie Haltung und Erwartungshaltungen überprüfen und bereits Ziele festlegen. Sie beginnen, Ihr Schlafprotokoll zu führen und setzen sich mit Ihren schlafbezogenen Ängsten auseinander.

6.1 Was ist die Kognitive Verhaltenstherapie der Insomnie?

Die Kognitive Verhaltenstherapie ist bei der Insomnie die Therapie der ersten Wahl. Dies ist Konsens unter den Experten der Schlafforschung. Was aber ist Verhaltenstherapie? Auf was kann sich der Schlafgestörte einstellen? Die Verhaltenstherapie beruht auf den Gesetzen der Lerntheorie. Der zufolge ist jedes Verhalten irgendwann mal erlernt worden und kann von daher auch wieder rückgängig gemacht werden. Auch Schlaf gehört zu den Verhaltensformen des Menschen. Man kann Schlaf zwar nicht willkürlich ausführen (die Aufforderung »Schlaf jetzt« ist zwecklos), aber er kann zumindest indirekt beeinflusst werden. Es gibt Gesetzmäßigkeiten, welche die Schlafqualität beeinflussen können und die mittlerweile gut erforscht sind. Dazu gehören Gesetzmäßigkeiten der Chronobiologie (s. Abschn. 7.1 zum Schlafdruck), aber auch Emotionen oder Gedanken. Nicht zuletzt kann man sich so verhalten, dass Schlaf entweder unmöglich oder auch möglich wird.

Die Verhaltenstherapie vermittelt schlaffördernde Verhaltensmaßnahmen. Diese sind allerdings nur dann wirksam, wenn sie nicht einfach nur angewandt, sondern auch verstanden und verinnerlicht werden. Darum werden in der Verhaltenstherapie für Insomnie nicht nur »Tipps« gegeben, das passiert bei der Schlafhygiene, sondern aktiv das Denken in Bezug auf den Schlaf verändert.

Dies dauert seine Zeit, da sich viele Denkmuster nicht so leicht verändern lassen.

Beispiel

Herr H. ist fest davon überzeugt, dass nicht nur sein Schlaf, sondern Schlaf generell durch elektromagnetische Felder beeinflusst werden könne. Aus diesem Grunde hat er alle elektronischen Geräte aus seinem Schlafzimmer verbannt. Zunächst war der Schlaf besser, jetzt hat er sich wieder verschlechtert und Herr H. glaubt, dass sein Schlafzimmer immer noch elektronisch verseucht ist. Herr H. war gegenüber Aufklärungsversuchen stets misstrauisch. Er konnte erst sein Denken ändern, als er feststellte, dass er in der Klinik gut schlafen konnte, obwohl ein Computer im Zimmer war.

Die Aufklärung über Schlafregulation und Einflussfaktoren auf den Schlaf ist ein wesentliches Merkmal der Kognitiven Verhaltenstherapie. Ähnlich wie bei der Gewichtsreduktion ist Abnehmen dann möglich, wenn man weiß, warum bestimmte Dinge nicht gegessen werden dürfen, und wenn nicht einfach Verbote befolgt werden. Genauso einfach kann es sein zu schlafen, wenn man begreift, wie Schlaf »funktioniert«.

Im Gegensatz zu Schlafmitteln wirkt die Verhaltenstherapie an den Ursachen der Schlafstörung. Sie beseitigt diese nicht nur, sondern vermittelt Verhaltensmaßnahmen, welche das Wiederauftreten von Schlafstörungen verhindern. Sie ergründet neben den Ursachen auch die aufrechterhaltenden Bedingungen für die Schlafstörung und verändert diese. Ein Schlafmittel hilft sofort, indem es das Einschlafen begünstigt. Es hilft jedoch nur solange, wie es genommen wird. Die Verhaltenstherapie hingegen hat einen nachhaltigen Effekt auf den Schlaf. Das bedeutet, dass die Verbesserungen des Schlafes auch nach Beendigung der Therapie noch weiter wirken. Wie kann das sein? Wenn man weiß, wie man sich verhalten sollte, um gut zu schlafen, kann man die Entwicklung einer Insomnie verhindern. Der von chronischen Schlafstörungen geplagte Mensch hat nach einer Verhaltenstherapie sozusagen Werkzeuge bekommen, sich selbst bezüglich des Schlafes zu reparieren.

Definition

Die **Kognitive Verhaltenstherapie** der Insomnie vermittelt schlaffördernde Verhaltensmaßnahmen und ändert schlafstörende Denkmuster.

Die Verhaltenstherapie wird normalerweise von einem speziell geschulten Therapeuten vermittelt. Dies kann in Einzelsitzungen geschehen, gerade bei der Insomnie haben sich jedoch Gruppensitzungen als sehr wirksam erwiesen. Die Gruppensituation hat den Vorteil, dass sich die Patienten untereinander austauschen können. Viele Betroffenen mit einer Insomnie fühlen sich oft von Angehörigen und ihrer Umgebung unverstanden, da eine chronische Schlafstörung ohne Grund schlecht vorstellbar ist. Allein die Erfahrung, dass es anderen genauso ergehen kann, wirkt befreiend. Die Patienten bekommen hier alle Informationen über den Schlaf, die Insomnie und über Verhaltensweisen, die den Schlaf verbessern, vermittelt. Sie können diese dann unter therapeutischer Kontrolle umsetzen. Dieselben Inhalte werden in dem folgenden Selbsthilfeprogramm dargestellt. Da es bei einer Selbsthilfe keine therapeutische Kontrolle gibt, sind für die Umsetzung und den Erfolg allerdings einige Voraussetzungen zu erfüllen.

! Dieser Ratgeber kann keine Therapie ersetzen. Bitte haben Sie den Mut und suchen sich professionelle Hilfe (zum Beispiel bei Schlafambulanzen an den Kliniken), wenn Sie das Gefühl haben, selbst nicht weiter zu kommen, wenn Sie verzweifelt sind. Schlafexperten können Ihnen dann helfen.

6.2 Wann kann die Verhaltenstherapie funktionieren?

Wie bei allen Therapien müssen bestimmte Voraussetzungen erfüllt sein. Eine Verhaltenstherapie ist kein Zauberstab, der ohne eigenes Zutun guten Schlaf beschert. Die insomniespezifische Verhaltenstherapie bedarf im Gegenteil bestimmter Voraussetzungen seitens des Patienten, die mehr oder weniger Bedingung für das Gelingen sind.

Achtung: erhöhte Müdigkeit

Bei der Verhaltenstherapie werden Maßnahmen vermittelt, welche unmittelbar in den Alltag, vor allem in die Schlafgewohnheiten eingreifen. Eine dieser Verhaltensregeln betrifft die Bettzeiten, die zu Beginn relativ kurz sind. Eine wesentliche Nebenwirkung kann von daher ein Anstieg der Tagesmüdigkeit sein, die bei Personen mit einer chronischen Schlafstörung ohnehin schon erhöht ist. Man sollte in dieser Zeit seine Alltagsaufgaben darauf einrichten und zum Beispiel auf lange und monotone Autofahrten verzichten beziehungsweise sie nur dann unternehmen, wenn man ausreichend fit ist.

Keine unbehandelte körperliche Schlafstörung

Wenn eine unbehandelte andere Schlafstörung vorliegt, sollte diese zuerst behandelt werden, weil sie zusätzlich den Schlaf stören kann. Dazu gehören das Schlafapnoe-Syndrom und das Restless-Legs-Syndrom mit periodischen Beinbewegungen im Schlaf (s. Kap. 3).

Andere individuelle Gründe

Es gibt auch noch andere sogenannte Kontraindikationen, das bedeutet, Gründe, die Verhaltenstherapie vorerst nicht durchzuführen. Dazu gehören zum Beispiel Krisensituationen oder bestimmte psychiatrische Störungen. Diese können jedoch an dieser Stelle nicht aufgeführt werden, da sie individuell abgestimmt werden sollten. Am besten kann dies entweder mit dem Hausarzt oder mit dem Insomnietherapeuten abgesprochen werden.

Innere Haltung

Eine weitere Voraussetzung ist die innere Haltung, also die Einstellung zur Therapie. Bei der üblichen Psychotherapie vis-à-vis einem Therapeuten kann die innere Haltung gegenüber der Therapie über die Therapiebeziehung entstehen. Der Therapeut überzeugt den Patienten von der Richtigkeit der Methoden. Im Falle eines Ratgebers kann dies nicht geleistet werden, das heißt, dieser Ratgeber braucht sozusagen einen Vorschuss an Vertrauen. Eine innere Haltung, die misstrauisch und eher ablehnend ist, kann die Erfolge des Programms mindern. Dieser Punkt ist insbesondere im Fall einer Insomniebehandlung wichtig, da gute »Schlaftipps« mittlerweile überall angeboten werden. Viele Menschen sind auch misstrauisch, da sie viele Methoden bereits ausprobiert haben, oft ohne Erfolg. Wenn »schon wieder« die gleichen Tipps kommen, reagieren viele mit Ablehnung und verschließen sich unter Umständen wichtiger Hilfe. Seien Sie also offen für die folgenden Anleitungen und vertrauen Sie darauf, dass alles schon erfolgreich erprobt worden ist.

> **!** Sie sollten den folgenden Methoden gegenüber eine offene Haltung einnehmen.

Warum ist die Haltung gegenüber der Therapie so wichtig? Die Einstellung gegenüber einer Therapie kann wesentlich den Verlauf und den Erfolg mitbestimmen. Untersuchungen haben gezeigt, dass beispielsweise Einstellungen gegenüber Medikamenten die Wirkung beeinflussen können. Es kommt vor, dass Patienten genau die Nebenwirkungen bekommen, die sie vorher im Beipackzettel gelesen haben. Je mehr wir vor etwas Angst haben, desto eher richten wird die Aufmerksamkeit darauf und desto eher nehmen wir vermeintlich erste Anzeichen wahr. Eine offene Einstellung gegenüber der Therapie macht es Ihnen möglich zu vertrauen. Und Vertrauen ist genau das, was Schlafgestörte verloren haben, das Vertrauen in den eigenen Körper und die Fähigkeit zu schlafen. Durch Vertrauen in den eigenen Körper kann dieser wieder lernen, in den Schlaf zu kommen. Dies geht nicht von heute auf morgen und funktioniert schon gar nicht nach ein paar Tagen. Sie werden merken, dass es ein Prozess ist. Der Körper lernt, schläft immer besser, produziert auch Rückschläge, wird aber immer ruhiger und entspannter durch die Therapie.

Beispiel

Frau J. ist seit Jahren schlafgestört und nimmt mittlerweile zwei Schlafmittel am Abend ein. Sie hat schon so viel probiert, dass sie sich für einen hoffnungslosen Fall hält. Sie hat erhebliche Probleme, der Therapeutin und damit auch dem eigenen Körper bezüglich des Schlafes zu trauen. Während sie anfangs kaum Fortschritte bemerkte, besserte sich der Schlaf ab dem Zeitpunkt, wo sie begriff, dass auch sie eine Chance auf guten Schlaf hat.

Disziplin

Die insomniespezifische Verhaltenstherapie hat die Verbesserung des Schlafes zum Ziel. Dies funktioniert nur, wenn schlafbezogene Verhaltensweisen geändert werden. Die Änderung dieser Verhaltensweisen sollte konsequent durchgeführt werden. Deshalb erfordert die Therapie ein gewisses Maß an Disziplin. Disziplin ist so wichtig, weil der Schlaf sehr sensibel reagieren kann. In welcher Hinsicht sollte Disziplin angewandt werden? Die Therapie, die hier beschrieben wird, beinhaltet einige Verhaltensmaßnahmen, die zum einen ungewohnt sind und zum anderen auch in der Umsetzung unangenehm sein können. Ein gutes Beispiel sind wieder die Bettzeiten. Eine einmal festgesetzte Bettzeit von 6.00 Uhr bedeutet, dass man auch um 6.00 Uhr aufstehen sollte und nicht um 6.15 Uhr. Der Wecker sollte etwas früher klingeln, sodass man um 6.00 Uhr tatsächlich das Bett verlassen kann. Dasselbe gilt auch für die anderen Maßnahmen. Nicht-medikamentöse Therapien scheitern im Vergleich zu Medikamenten oft an der regelmäßigen Durchführung und dies gilt nicht nur für Schlafstörungen. Gerade bei Schlafstörungen ist Disziplin so wichtig, weil der Körper hier sozusagen umprogrammiert wird.

6.3 Ziele festlegen

Realistische Ziele

Was möchte ich mit dieser (Selbst-)Therapie bei mir erreichen? Sind die Ziele überhaupt realistisch? Erinnern Sie sich noch an das, was Sie unter gutem Schlaf zu Beginn des Buches (Abschn. 1.4) verstanden haben? Vielleicht haben sich Ihre Vorstellungen nach den ersten Kapiteln mit Informationen über den Schlaf und die Insomnie schon geändert. Nun geht es darum, realistische Ziele für die (Selbst-)Therapie festzulegen.

Und jetzt Sie!

Halten Sie einmal kurz inne und überlegen Sie sich, was Sie erreichen wollen. Vielleicht notieren Sie sich kurz ein paar Ziele.

- Was sind bezüglich des Schlafes eigentlich meine Ziele?

____

____

Die Verhaltenstherapie für Schlafstörung basiert auf chronobiologischen und psychotherapeutischen Erkenntnissen und verbessert zunächst einmal den Schlaf. Das bedeutet, Sie können nach der (Selbst-)Therapie besser einschlafen und durchschlafen. Der Schlaf wird sozusagen kompakter und damit auch erholsamer. Sie werden sich erholter und ausgeruhter fühlen und werden das Gefühl der ständigen Erschöpfung und Abgeschlagenheit los sein. Durch die Therapie lernen Sie, Ihre Tagesressourcen effektiver zu nutzen, indem Sie Pausen einlegen. Es kann sein, dass Sie dadurch effektiver in Ihrer Arbeit sind. Da gestörter Schlaf die Stimmung nachweislich verschlechtern kann, werden Sie nach der Therapie besser gelaunt sein, weniger gereizt und weniger dünnhäutig. Sie erreichen schon alleine dadurch mehr Lebensqualität. Sie werden wieder mehr Energie haben, Ihren Hobbys nachzugehen und vielleicht auch sozial aktiver zu sein. Ein grundlegendes Ziel der (Selbst-)Therapie ist, ohne Medikamente in den Schlaf zu kommen. Sie werden also nach erfolgreicher Therapie frei von Schlafmitteln sein. Unten stehende Übersicht führt realistische Ziele der Therapie auf.

Ziele der Therapie

- schnelleres Einschlafen
- besseres Durchschlafen
- erholsamerer Schlaf
- tagsüber wacher und erholter
- konzentrierter und effektiver in der Arbeit
- bessere Stimmung
- mehr Lebensqualität
- sozial aktiver
- keine Schlaftabletten mehr

Unrealistische Ziele

Neben den realistischen Zielen gibt es Ziele, die, wenn man ehrlich ist, nicht zu realisieren sind. Hierzu gehört in erster Linie das Ziel, den Schlaf wiederherzustellen, den man »früher mal hatte«. »Ich möchte wieder so schlafen wie früher.« Dieser Wunsch wird relativ häufig geäußert. Schlafgestörte berichten zum Beispiel in diesem Zusammenhang, dass es damals möglich gewesen sei, acht Stunden am Stück zu schlafen oder zu »jeder Gelegenheit«.

Diesen Zustand wiederherzustellen ist kein realistisches Ziel. Die Insomnie trifft in der Regel Personen in den mittleren Jahren. Viele Menschen werden von der Schlafstörung völlig überrascht und wissen nicht, was mit ihnen los ist. Während Schlafen vorher kein Problem gewesen war, haben sie auf einmal den Schlaf nicht mehr unter Kontrolle. Es ist also ganz natürlich, dass man sich den Status von »vorher« wieder zurückwünscht. Dahinter steht die Vorstellung, dass der Körper quasi repariert wird und dann so viel Schlaf wie zuvor produziert. Es stellt sich jedoch ganz anders dar. Durch die Insomnie hat sich auch das Schlafbedürfnis unter Umständen verändert. Insomnien beginnen oft mit Lebenskrisen, das bedeutet Stress, und dieser kann auch das Schlafbedürfnis verändern. Der Körper eines Schlafgestörten ist in diesem Sinne nicht »defekt«. Er kann ja schlafen, allerdings nicht ausreichend lange am Stück. Man kann für einen erholsameren Schlaf sorgen, indem man die Schlafkontinuität verbessert. Man kann sich also nicht eine beliebige Schlafdauer wünschen. Es kann sogar sein, dass Sie jetzt mit einer geringeren Schlafdauer auskommen können. An dieser Stelle sollte betont werden, dass Schlafgestörte ihre Schlafdauer in der Regel unterschätzen. Falls Sie das Gefühl haben, nur vier Stunden im Schnitt zu schlafen, sollten Sie sich nicht auf vier Stunden festlegen. Eine Mindestdauer von fünf Stunden durchgehenden Schlaf ist ein realistisches Therapieziel.

! Eine Verlängerung der Schlafdauer ist ein unrealistisches Ziel, eine Verbesserung der Schlafkontinuität und damit der Schlafqualität hingegen ein realistisches Ziel.

Ein weiteres unrealistisches Ziel ist der Wunsch, nie wieder gestörten Schlaf zu erleben. Schlaf ist auch ein Anzeiger für unser Wohlbefinden und unsere innere Harmonie. Nie wieder schlecht zu schlafen, würde bedeuten, nie wieder Stress oder nie wieder eine schlechte Zeit zu erleben. Das wäre ein frommer Wunsch, allerdings kein realistisches Ziel. Schlechter Schlaf gehört zum Leben wie schlechte Laune und ist nicht weiter bedrohlich. Wichtig ist, dass wir uns bezüglich der Schlafqualität wieder selber regulieren können und der schlechte Schlaf nicht unser Leben bestimmt.

6.4 Überblick verschaffen

Um den Schlaf bei einer chronischen Schlafstörung ohne körperliche Ursache verhaltenstherapeutisch zu verbessern, sollte man sich ein genaues Bild von den Schlafgewohnheiten machen. Dies ist notwendig, da wir ja nicht den Schlaf direkt behandeln, wie mit einem Medikament, sondern indirekt, über unser Verhalten. Das bedeutet wiederum, dass wir unser Verhalten bezüglich des Schlafes zunächst untersuchen wollen. Wenn wir wissen, was wir falsch machen, können wir es auch verändern. Schlaf wird in der Regel nicht durch

eine einzige Verhaltensweise verschlechtert. Chronisch schlechter Schlaf ist vielmehr das Ergebnis einer Reihe von Verhaltensweisen, die allesamt dem Körper falsche Signale geben. Bevor Sie also mit der Therapie beginnen, sollten Sie sich ein Bild von Ihrem Schlaf-Wach-Verhalten machen.

Und jetzt Sie!

Folgende Fragen zum Schlafverhalten sind wichtig:

(1) Wann gehen Sie in der Regel ins Bett?

____

(2) Wann stehen Sie in der Regel auf?

____

(3) Wie viele Stunden Schlaf erreichen Sie im Durchschnitt in der Nacht unter der Woche?

____

(4) Wie viele Stunden Schlaf erreichen Sie im Durchschnitt am Wochenende?

____

(5) Wie viele Stunden sind Sie im Schnitt in der Nacht wach?

____

(6) Wie lange brauchen Sie im Schnitt zum Einschlafen?

____

(7) Wie viele Stunden liegen Sie im Durchschnitt im Bett, unabhängig davon, ob Sie schlafen oder nicht?

____

(8) Schlafen Sie tagsüber? Wenn ja, wie lange?

____

Im Anhang können Sie Ihre Antworten mit denen eines Nichtschlafgestörten vergleichen. Eventuell finden Sie Unterschiede.

6.5 Schlafprotokolle

Für die Erfassung des Schlaf-Wach-Rhythmus stehen unterschiedliche Verfahren zur Verfügung. Eine Möglichkeit wäre eine automatische Aufzeichnung mit einem sogenannten Aktometer. Diese kleinen Bewegungsmesser werden bequem am Handgelenk getragen und können Ruhe und Aktivität messen. Sie sind allerdings auch relativ teuer und für diese Art der Therapie nicht unbedingt notwendig. In der Verhaltenstherapie der Schlafstörung haben sich sogenannte Schlafprotokolle durchgesetzt. In einem Schlafprotokoll werden alle Informationen täglich eingetragen, die für die Übersicht eines Schlaf-Wach-Rhythmus notwendig sind. Abbildung 5 zeigt ein solches Schlafprotokoll. Hier werden der erinnerte Schlaf, die Bettzeiten, die nächtlichen Wachzeiten, aber auch der Tagschlaf eingetragen.

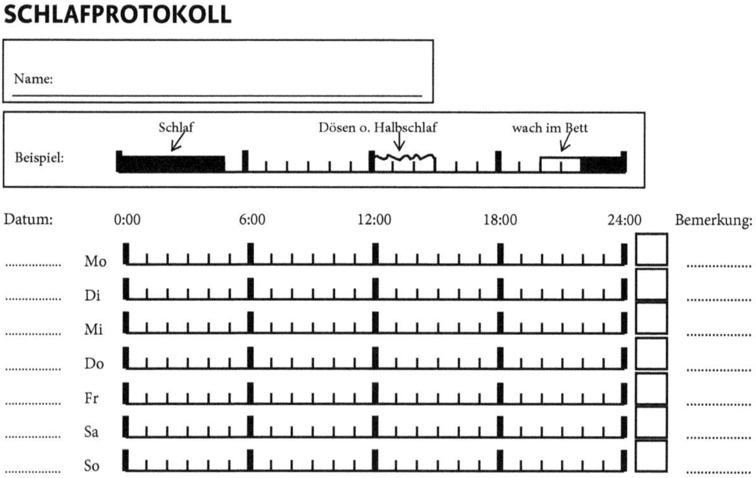

Abbildung 5 Schlafprotokoll

Es gibt unterschiedliche Schlafprotokolle. Im Grunde ist es nicht wichtig, welches Sie benutzen. Wichtig ist jedoch, dass Sie es während der (Selbst-)Therapie regelmäßig führen. Nur so können Veränderungen des Schlafes und der Schlafqualität dokumentiert werden.

Wenn Sie sich das Schlafprotokoll in Abbildung 5 ansehen: Auf der linken Seite wird das Datum eingetragen. Auf der rechten Spalte können Ereignisse, wie zum Beispiel eine Medikamenteneinnahme, eingetragen werden oder besondere Vorkommnisse, wie zum Beispiel Prüfungen oder Krankheit. Wie die Agenda oben erklärt, wird empfundener Schlaf mit einem dicken Balken eingetragen, Wachsein mit einer dünnen Linie und Dösen mit einer geschwungenen Linie. Abbildung 6 zeigt das Beispiel eines normalen Schlafverhaltens. Man sieht, dass nach kurzer Zeit eingeschlafen wird und dass bis auf wenige Ausnahmen durchgeschlafen wird. Die mittlere Schlafdauer beträgt ca. sechs Stunden unter der Woche, am Wochenende wird mehr geschlafen.

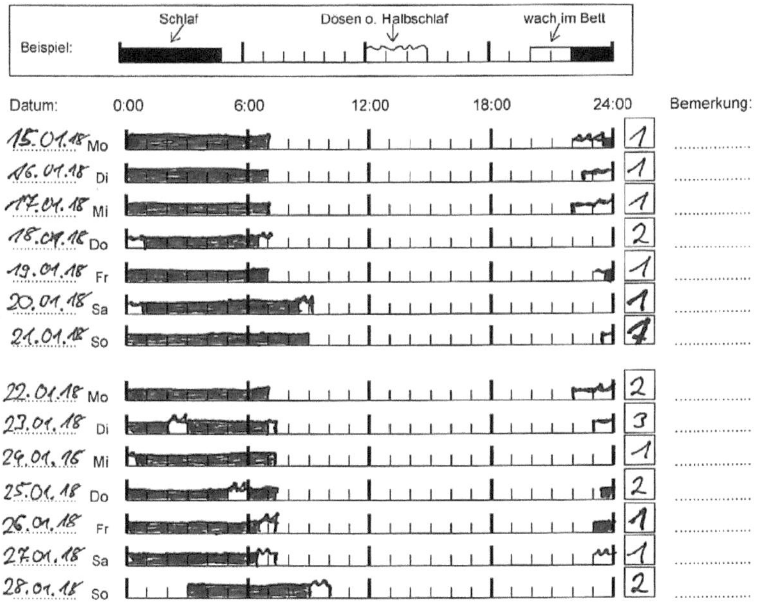

Abbildung 6 Beispiel für ein Schlafprotokoll bei gesundem Schlaf

Das nächste Beispiel (Abb. 7) zeigt das Schlafprotokoll einer Insomniepatientin. Man sieht hier lange Wachzeiten in der Nacht. Die Bettzeiten können nicht mit Schlaf ausgefüllt werden.

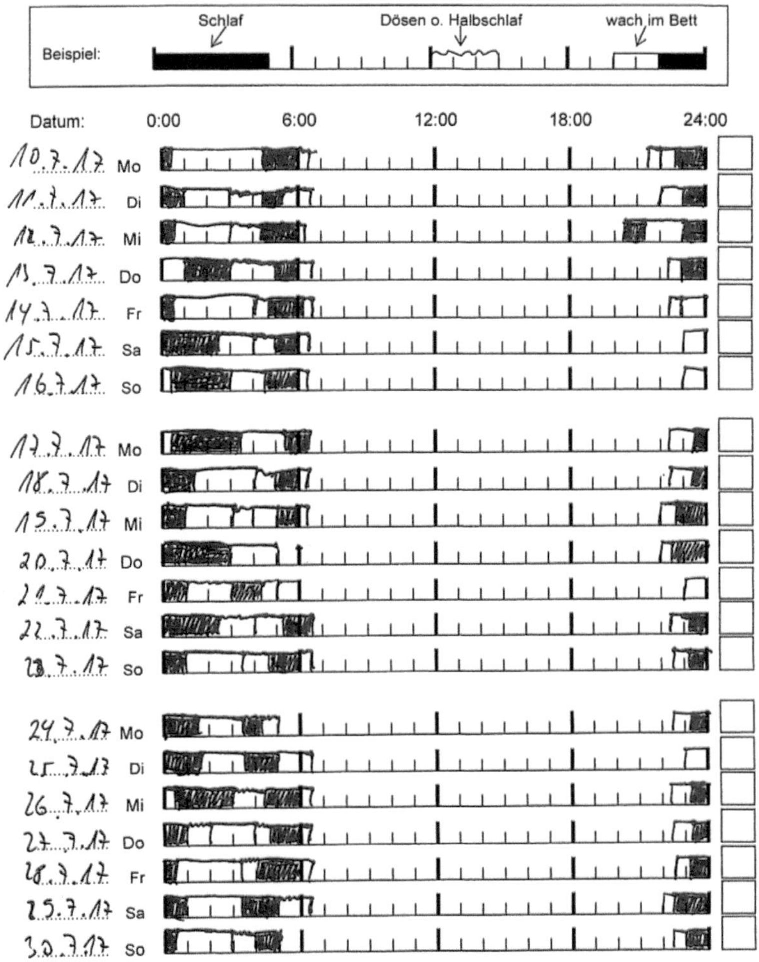

Abbildung 7 Schlafprotokoll einer schlafgestörten Patientin

Und jetzt Sie!

Sie sollten nun eine Woche lang das Schlafprotokoll führen. Tragen Sie jeden Morgen ein, wann Sie zu Bett gegangen und wann Sie aufgestanden sind. Schlaf kennzeichnen Sie durch einen durchgehenden Balken und Wachsein im Bett durch eine dünne Linie. **Dabei ist wichtig, dass Sie während der Nacht nicht auf die Uhr sehen, sondern am nächsten Tag rein aus der Erinnerung heraus Ihren Schlaf protokollieren.** Lassen Sie sich ruhig diese Woche Zeit und beginnen Sie nicht sofort mit den unten beschriebenen Maßnahmen. In der ersten Woche der Dokumentation können Sie den nächsten Abschnitt lesen. Das erleichtert Ihnen die Durchführung der weiteren Maßnahmen.

Auch wenn es verschiedene Arten von Schlafprotokollen gibt (z. B. Tages-, Wochen- oder Monatsprotokoll), so erfassen sie vom Grundsatz her alle das Gleiche. Sie finden eine Vorlage für ein Schlafprotokoll im Online-Material.

6.6 Schlafbezogene Ängste erkennen

Bevor wir mit der Verhaltensänderung beginnen, sollten wir uns mögliche Blockaden ansehen. Sicher haben auch Sie die Erfahrung gemacht, dass Sie Verhalten ändern möchten, aber die Umsetzung nicht gelingt. Oft sind es Ängste, die uns von einer Verhaltensänderung abhalten. Diese Ängste sind uns nicht immer bewusst. In diesem Abschnitt geht es darum, seine Ängste bezüglich des Schlafes zu erkennen und abzubauen. Dies ist nicht nur wichtig für den Abbau von unbewussten Blockaden, sondern auch eine wichtige Voraussetzung für die allgemeine Entspannung, und Entspannung brauchen wir, um schlafen zu können.

Schlafbezogene Ängste sind tatsächlich eine der Bedingungen, warum Schlaf möglich oder nicht möglich ist. Einige dieser Ängste sind hausgemacht. Sie entstehen durch Fehlinformationen oder Missverständnisse. Eine Hauptangst, die immer wieder geäußert wird, ist die Angst vor den Folgen der Schlafstörungen.

Beispiel

Frau T. kann eigentlich gut einschlafen, nur wenn sie verreist, klappt es nicht mehr mit dem Schlaf. Schon Abende vor Reiseantritt macht sie sich Sorgen, ausreichend Schlaf zu erhalten, befürchtet, zu müde zu sein, und dann eventuell das Flugzeug zu verpassen. Weiterhin hat sie Angst, zu spät einzuschlafen und dann den Wecker nicht mehr zu hören. All diese Ereignisse kommen nicht vor, im Gegenteil hat sie die Erfahrung gemacht, auch mit relativ wenig Schlaf wach genug zu sein, um die 45 Minuten sicher zum Flughafen zu kommen. Dennoch, in den Nächten vor dem Abflug hat sie regelmäßig Einschlafprobleme.

Dieses Beispiel soll deutlich machen, wie unser Einschlafen von Sorgen und Ängsten beeinflusst werden kann. Schlafbezogene Ängste beziehen sich jedoch nicht nur auf die unmittelbaren Folgen, sondern auch die langfristigen. Überall kann man lesen, was Schlafmangel angeblich alles anrichten kann. Schlafmangel schade dem Immunsystem, führe zu körperlichen Erkrankungen, mache dick und schade dem Gedächtnis. Alles Lüge oder nur die halbe Wahrheit? Wozu brauchen wir Schlaf und was sind die Folgen von zu wenig Schlaf? Wir brauchen Schlaf, um erholt zu sein, das ist sicher, aber was passiert, wenn wir auf Dauer zu wenig schlafen? Und haben diese Befürchtungen wiederum einen Einfluss auf unser Schlafverhalten, ja auf unsere Schlafstörung? Viele Insomniebetroffene sind derart mit ihrem gestörten Schlaf beschäftigt, dass sie nicht mehr überblicken, was diese Sorge mit ihnen macht.

Beispiel

Frau R. hatte Brustkrebs gehabt. Während der Therapie hat sie relativ gut schlafen können. Danach allerdings nicht mehr. Sie hatte gelesen, dass mangelnder Schlaf das Immunsystem schwächen würde, seitdem hatte sie massive Einschlafstörungen. Sie fing an, nachts öfter auf die Uhr zu sehen, um zu kontrollieren, dass sie genug Schlaf bekommt. Sie wurde immer angespannter und nervöser im Vorfeld des Einschlafens. Schließlich ließ sie sich ein Schlafmittel verschreiben.

In Abschnitt 4.4 wurden bereits insomnietypische Ängste aufgeführt.

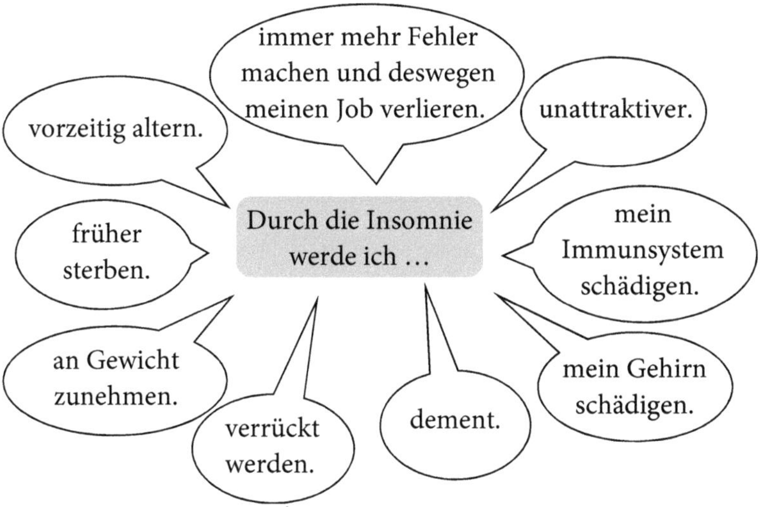

Abbildung 8 Insomniespezifische irrationale Ängste

Und jetzt Sie!

Erkennen Sie sich hier wieder? Überlegen Sie, welche Ängste Sie besonders belasten. Abbildung 8 zeigt Felder, die Bereiche anzeigen, die durch mangelnden Schlaf belastet werden könnten.

____

____

Gestörter Schlaf erzeugt Leidensdruck (!) – und Ängste, welche die Schlafstörung wiederum aufrecht erhalten. Sich den Ängste stellen, heißt, sich mit ihnen konstruktiv auseinandersetzen. Überprüfen Sie, was dran ist an Ihren Ängsten:

- Woher haben Sie die Informationen?
- Haben Sie diese Gedanken schon immer gehabt?
- Wie sehr leiden Sie unter Ihren Befürchtungen bezüglich der Folgen des gestörten Schlafes?
- Bemerken Sie, dass Sie sich immer wieder zu diesen Themen informieren?
- Haben Sie die Ängste schon einmal hinterfragt?

Wenn Sie erkennen, welche Ängste irrational sind, also »unvernünftig«, ist es leichter, die Ängste abzulegen. Wenn Sie die Ängste ablegen können, ist die Schlafstörung auch nicht mehr so bedrohlich und Sie können sie besser behandeln. Sie können beruhigter die Verhaltensmaßnahmen angehen, die weiter unten besprochen werden. Sie können sich von Ihren Blockaden bezüglich des Schlafes lösen.

6.7 Angst über Bord werfen

Es wird Zeit, die unnötigen Ängste über Bord zu werfen. Wie können wir das anstellen? Schließlich sind unsere Ängste ja kein überflüssiger Ballastsack wie in einem Heißluftballon, der einfach weggekippt werden kann. Wir suchen uns unsere Ängste ja nicht aus! Oder doch? Es gibt unterschiedliche Möglichkeiten, Ängste loszuwerden. Ein Weg ist zu erkennen, dass sie sinnlos sind. Die meisten Ängste bezüglich des Schlafes sind irrational, das heißt, sie sind eigentlich überflüssig.

Exkurs

Ängste

In der Psychologie werden irrationale von rationalen Ängsten unterschieden. Wenn sich einem ein Löwe nähert, ist die empfundene Angst rational, wenn man einer kleinen Spinne gegenübersitzt, ist die Angst irrational. Viele Menschen haben irrationale Ängste. Man kann sie loswerden, wenn man sich von ihnen nicht leiten lässt und erkennt, dass sie sinnlos sind.

Die irrationalen Ängste bei der Insomnie wurden bereits besprochen. Eine der häufigsten Ängste ist, dass Schlafmangel auf Dauer krank macht. Diese Angst lässt sich gut entkräften.

Macht Schlafmangel krank?

Während des Schlafes findet Regeneration statt und Erholung, außerdem werden Gedächtnisinhalte geordnet und sozusagen archiviert. Wir verarbeiten Erlebnisse während des Schlafes und bewältigen Emotionen. Aber was folgt daraus? Folgt daraus, dass all diese Prozesse nicht mehr stattfinden, wenn wir nicht genug schlafen? Oder wenn der Schlaf als solcher häufig unterbrochen ist? Die Folgen von Schlafmangel können experimentell untersucht werden. Dies passiert in sogenannten Schlafdeprivationsexperimenten. Deprivation bedeutet Wegnehmen oder Entziehen. Man kann zum Beispiel Personen später als üblich ins Bett gehen lassen oder sie zu früh wecken. Ein entsprechendes Untersuchungsdesign über Tage wird als partielle Schlafdeprivation bezeichnet. Wenn der Schlaf vollständig verhindert wird, sprechen wir von einem Schlafentzug. Schlafdeprivationsexperimente sind in der Schlafmedizin ein Klassiker. Sie sind relativ einfach zu bewerkstelligen und man kann die Ursache (nämlich den wenigen Schlaf) gut kontrollieren und auch messen. Zu den Folgen von zu wenig Schlaf gehören in erster Linie eine erhöhte Schlafneigung am nächsten Tag, Müdigkeit, aber auch eine schlechte Stimmung. Einer der längsten Selbstversuche mit Schlafentzug soll elf Tage gedauert haben und führte nicht zu bleibenden Schäden (s. Kasten Exkurs).

Exkurs

Schlafentzug

Ein extremes Experiment aus den 1960er-Jahren wurde von einem amerikanischen Studenten durchgeführt, der unter Kontrolle elf Tage ohne Schlaf geblieben ist. Er zeigte alle möglichen Symptome wie Schwindel, extreme Schläfrigkeit und auch Halluzinationen nachts. Alle diese Beschwerden verschwanden wieder, als er sich durch eine längere Schlafepisode erholen konnte.

Auch wenn wir uns durch gestörten Schlaf müde, ausgelaugt und unkonzentriert fühlen, heißt das nicht, dass sich dadurch dauerhafte Schäden ergeben. Im Gegenteil, es spricht vieles dafür, dass zu wenig Schlaf keine Schäden im Gehirn oder anderen Organen hinterlässt. Dennoch hält sich die Vorstellung, dass bei gestörtem Schlaf Prozesse wie Gedächtnisbildung, Alterung, Immunabwehr, Zellneubildung und andere nachhaltig gestört werden. Speziell für Insomnie gibt es zu dieser Fragestellung keine gesicherten Erkenntnisse.

! Akuter Schlafmangel hat Einfluss auf unsere Wachheit und auf die Stimmung. All diese Symptome verschwinden jedoch wieder.

Neben den experimentellen Schlafentzugsexperimenten gibt es auch sogenannte epidemiologische Studien, welche die Folgen von zu wenig Schlaf über eine lange Zeit untersuchen. Es handelt sich hier um Studien, in denen eine große Anzahl von Personen befragt wird. Die Aussage, dass zu wenig Schlaf mit einem erhöhten Risiko einhergeht, an bestimmten Krankheiten zu leiden oder übergewichtig zu sein, beruht auf einigen dieser Studien. Man sollte allerdings vorsichtig sein, diese Ergebnisse auf die Insomnie zu übertragen. Auch wenn die Studien zu den Folgen von Schlafmangel noch nicht abgeschlossen sind, kann man für die Insomnie keine Aussagen machen, und somit gibt es auch keinen Grund zur Sorge. Wenn Sie also im Bett wieder einmal wach liegen sollten, brauchen Sie sich um Ihren Körper keine Sorgen zu machen. Ihm wird zumindest wegen des wenigen Schlafes nichts passieren.

Hierfür spricht auch ein anderes Forschungsergebnis. Ein Schweizer Forscherteam hat sich mit den Veränderungen der Schlafarchitektur und den Schlafstadien nach Schlafmangeln befasst. Sie interessierte die Frage, ob Schlafmangel Spuren in den Gehirnstrommustern hinterlässt. Ein sehr bekanntes Experiment hierzu befasste sich mit der Rolle des Tiefschlafes. Dabei wurde Versuchspersonen experimentell Schlaf entzogen. Nach einer durchwachten Nacht zeigten die Personen in der darauffolgenden Nacht eine Vermehrung des Tiefschlafes zuungunsten anderer Schlafstadien. Diese Experimente haben viel Aufmerksamkeit bekommen, weil sie zeigten, dass wir einen Schlafmangel kompensieren können: Wir schlafen einfach intensiver. **Der Körper holt sich den Schlaf, den er braucht!** Diese kompensatorischen Mechanismen konnten auch bei Tieren nachgewiesen werden und waren also kein rein menschliches Phänomen. Wir können den verlorenen Schlaf also durch intensiveres Schlafen nachholen. Diese Tatsache ist so spannend für die Forschung wie beruhigend für Personen, die zu wenig schlafen. Wenn wir nach Schlafmangel intensiver schlafen, welche gesundheitliche Bedeutung hat dann aber der Schlafmangel für uns?

Folgen von gestörtem Schlaf. Die Folgen sind in erster Linie Müdigkeit und eine erhöhte Schläfrigkeit. Das weiß jeder, der kurzfristig Schlafmangel erleidet. Wenn wir zu wenig schlafen, möchte der Körper diesen Schlaf nachholen. Der Schlafdruck steigt. Wir neigen dann dazu, schneller einzuschlafen als sonst. Der Körper hat also einen Mechanismus, fehlenden Schlaf auszugleichen. In monotonen Situationen ist es schwieriger, gegen Schläfrigkeit anzukämpfen, als in Situationen, in denen wir aktiv sind. Aber was ist, wenn der Schlaf dauerhaft gestört ist und wir keine Gelegenheit haben, »richtig auszuschlafen«? Dauerhaft Schlaf zu entziehen ist natürlich in der Wissenschaft aus ethischen Gründen nicht möglich, aus diesem Grund gibt es keine Daten zu diesem Zusammenhang.

Ein häufig genanntes Argument für die schädliche Wirkung von Schlafmangel ist der zermürbende Schlafentzug als Foltermethode. Die meisten wissen aus eigener Erfahrung, wie quälend es sein kann, einem extremen Schlafdruck aus irgendwelchen Gründen nicht nachgeben zu dürfen. Wie schlimm muss es erst sein, wenn dies systematisch unter Folterbedingungen stattfindet. Man kann Folterbedingungen dennoch nicht mit einer Insomnie gleichsetzen. Auch wenn es dem Betroffenen wie eine Folter vorkommt, fehlen (glücklicherweise) die externen Bedingungen (Haftbedingungen usw.), die ihrerseits schon angstauslösend sind. Wie schon oben beschrieben, führt eine unbehandelte Insomnie nicht zu körperlichen Erkrankungen oder einer Demenz. Sie beeinträchtigt vor allem die Konzentration, die Befindlichkeit und die Leistungsfähigkeit am Tage und darum sollte man sie auch behandeln.

! Die Insomnie ist gut behandelbar, und zwar ohne Medikamente.

Eine weitere häufig geäußerte Angst ist, dass die Schlafstörung nie aufhören wird. Diese Angst wird durch häufige vergebliche Behandlungsversuche gespeist. Wenn man so viel probiert und nichts zu helfen scheint, verliert man die Hoffnung und vor allem das Vertrauen in den eigenen Körper: »Vielleicht kann mein Körper keinen Schlaf mehr produzieren?«, »Vielleicht stimmt etwas nicht mit ihm?«

Jeder Körper kann schlafen und es ist physiologisch nicht möglich, die Schlaffähigkeit für immer einzubüßen. Man muss dem Körper nur beibringen, wieder am Stück zu schlafen, und das ist mit der Verhaltenstherapie möglich.

Und jetzt Sie!

Stellen Sie sich Ihren Ängsten, die sich wegen der Schlafstörungen aufgebaut haben, zum Beispiel der Angst, durch den Schlafmangel körperlichen Schaden zu nehmen, oder der Angst, die Insomnie nie wieder loszuwerden. Beides sind irrationale Ängste. Sie können die Ängste über Bord werfen, wenn Sie vertrauen, dass es nicht so ist.

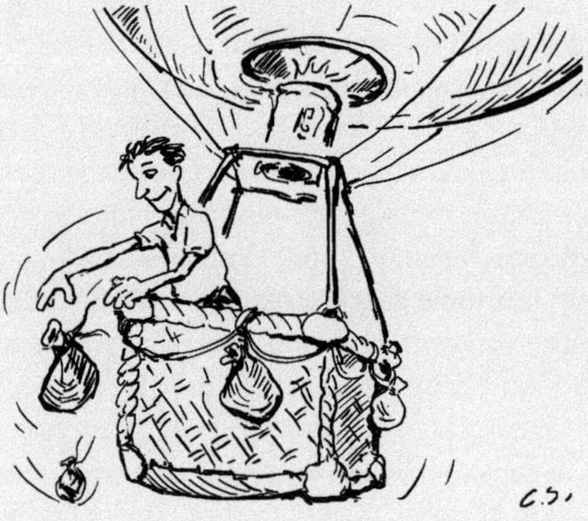

Zusammenfassend kann man sagen, dass die meisten Ängste in Bezug auf die Folgen einer Insomnie unbegründet sind. Eine Insomnie führt weder zu einer manifesten körperlichen Erkrankung, noch zu einer frühzeitigen Demenz. Viele Menschen leben lange mit einer unbehandelten Schlafstörung, ohne dass sie ihren Job aufgeben müssen. Es ist auch nicht erwiesen, dass Insomnien zu vorzeitigem Altern oder einem früheren Tod führen. Man muss auch nicht sein Leben lang unter einer Insomnie leiden. Verabschieden Sie sich von diesen Ängsten und fangen Sie an, Ihrem Körper wieder zu vertrauen. Er kann Schlaf produzieren, man muss ihm nur zeigen, wie es geht! Der erste Schritt in diese Richtung ist, sich mit irrationalen Ängsten nicht mehr unter Druck zu setzen.

6.8 Verhindern, dass die Ängste wieder entstehen

Wie kann ich verhindern, dass die Ängste wieder auftauchen? Die Erfahrung, trotz erheblicher Müdigkeit nicht einschlafen zu können, nicht den »Schalter« zu finden, ist sehr einschneidend. Das Gehirn merkt sich Ängste, auch wenn wir es nicht mehr wollen. Man kann dennoch verhindern, dass sie wieder auftauchen.

Und jetzt Sie!

Tipps zur Vermeidung des Wiederaufflammens von Ängsten

(1) Versuchen Sie, die »Quelle« dieser Ängste abzustellen. Lesen Sie keine Artikel mehr über Schlaf oder die Folgen von Schlaf. Versuchen Sie, sich so wenig wie möglich mit Schlaf zu beschäftigen.

(2) Hören Sie auf, alles auf den Schlaf zu attribuieren, das heißt, den Schlaf für alles verantwortlich zu machen. Denken Sie daran, dass man auch ohne schlechte Schlafqualität müde oder gereizt sein kann.

(3) Halten Sie sich so gut es geht an die verhaltenstherapeutischen Maßnahmen, von denen man weiß, dass sie den Schlaf verbessern.

(4) Entwickeln Sie Strategien, sich selber zu beruhigen. Versuchen Sie, sich gut zuzureden, und geben Sie den Ängsten keine Chance.
(5) Je eher Sie die Erfahrung machen, durch Ihr eigenes Verhalten Ihren Schlaf positiv beeinflussen zu können, desto weniger Einfluss haben die irrationalen Ängste.

Je weniger Sie sich mit Schlaf und den Folgen von Schlaf beschäftigen, desto mehr Abstand erhalten Sie zu den Fragestellungen und desto mehr können Sie sich von irrationalen Ängsten distanzieren.

! Man kann grundsätzlich das Auftauchen von Ängsten nicht verhindern, aber man kann vermeiden, dass sie unser Handeln bestimmen.

7 Schlafdruck aufbauen

In diesem Kapitel werden die ersten Maßnahmen vermittelt, wie Sie Ihr schlafbezogenes Verhalten verändern können. Wie alle therapeutischen Maßnahmen funktionieren sie nur, wenn Sie sich daran halten.

In Kapitel 6 wurde auf die innere Haltung der (Selbst-)Therapie gegenüber eingegangen. Die Hauptbotschaft hier war, dass Vertrauen eine grundlegende Bedingung ist, die therapeutischen Maßnahmen anzunehmen und auszuprobieren. An dieser Stelle soll erwähnt werden, dass es hier nicht darum geht, kritiklos verhaltenstherapeutische Maßnahmen anzunehmen und einfach umzusetzen oder Fakten über Schlaf einfach zu übernehmen. Im Gegenteil, jeder der vorgeschlagenen therapeutischen Schritte sollte für Sie nachvollziehbar sein. Die Therapie kann nur dann wirken, wenn die Logik dahinter auch begriffen wird.

7.1 Schlafdruck erzeugen

Einschlafstörungen hängen meist mit einem mangelnden Schlafdruck zusammen.

Definition

Schlafdruck bedeutet weniger ein Maß an empfundener Müdigkeit, sondern eher die Bereitschaft des Körpers, in den Schlaf zu fallen.

Wie können wir Schlafdruck erzeugen? Borbély und seine Mitarbeiter haben ein Modell entwickelt, das erklärt, wie sich die Schlafqualität beeinflussen lässt. Dieses Zwei-Prozess-Modell beschreibt, warum wir schneller oder langsamer einschlafen.

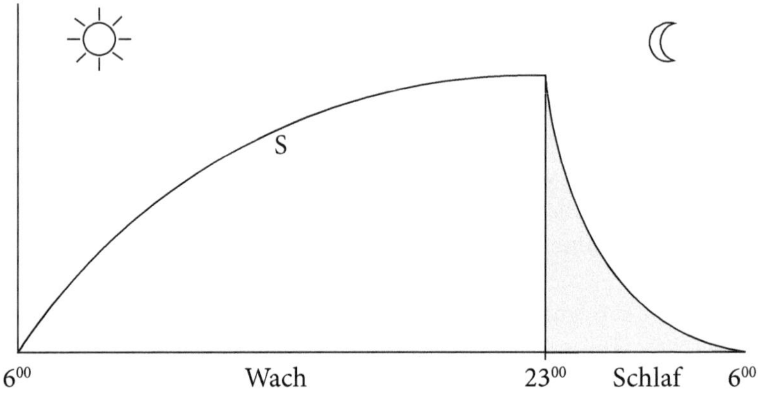

Abbildung 9 Das Zwei-Prozess-Modell (modifiziert nach Borbély, 1982)

In der Abbildung 9 sieht man eine langsam ansteigende Kurve. Sie beschreibt den Schlafdruck, der über die Wachzeit langsam und stetig zunimmt. Wenn wir einschlafen, fällt diese Kurve rasch ab. Der Schlafdruck, der über den Tag langsam aufgebaut wird, wird am Anfang der Schlafperiode im Tiefschlaf (s. Abschn. 1.5) rasch abgebaut. Dieser Aspekt des Modells erklärt recht gut, was den Einschlafzeitpunkt bestimmt. Er ist dann gegeben, wenn wir ausreichend lange wach geblieben sind. Wenn der Schlafdruck zu niedrig ist, kann es sein, dass wir Probleme haben, in den Schlaf zu finden. Wenn der Schlafdruck zu hoch ist, kann es sein, dass wir das Einschlafen nicht mehr unter Kontrolle haben, wir schlafen unter Umständen gegen unseren Willen ein. Wir brauchen also eine ausreichend lange kontinuierliche Zeit des Wachseins, um gut einschlafen zu können. Wir können unsere Schlafqualität verbessern, indem wir die Wachzeit vor der geplanten Schlafperiode kontinuierlich lang gestalten. Eine lange Wachzeit erhöht den Schlafdruck und Einnicken vor der geplanten Schlafzeit erniedrigt den Schlafdruck. Die Verhaltenstherapie für Insomnie basiert unter anderem auf diesen einfachen Prinzipien. Wenn Sie die folgenden Anweisungen befolgen, werden Sie merken, dass sich auch Ihr Schlaf dementsprechend verändern wird.

! Je höher der Schlafdruck, desto besser funktioniert das Einschlafen. Ziel der Therapie ist, mit dem Schlafdruck zu arbeiten und so das Einschlafen zu verbessern.

Viele Patienten argumentieren an dieser Stelle, dass sie trotz erheblicher Müdigkeit und ausreichend langer Wachphasen nicht einschlafen können. Sie haben damit teilweise recht. Der Schlafdruck ist nur eine von mehreren Bedingungen für guten Schlaf. Er ist jedoch ein wesentlicher Einflussfaktor. Je länger die Wachzeit, desto höher der Schlafdruck. Dies funktioniert allerdings nur, wenn regelmäßig Schlafdruck aufgebaut wird. Dazu reicht eine Woche in der Regel nicht aus. Bei gesunden Schläfern reicht ein langer Tag und er schläft unter Umständen sofort ein. Bei Menschen mit Schlafstörung muss der Körper lernen, den Schlafdruck wieder aufzubauen! Eine Möglichkeit, dies zu tun, ist die sogenannte Bettzeitenrestriktion.

Bettzeitenrestriktion

Die Bettzeitenrestriktion ist einer der Grundpfeiler der insomniespezifischen Verhaltenstherapie. Sie wurde von Spielman in den 1980er-Jahren entwickelt und ist seitdem in diversen Studien untersucht worden. Die Bettzeitenrestriktion ist eine der effektivsten Methoden, die Schlafqualität ohne Medikamente zu verbessern. Die Maßnahmen sind relativ unbequem und erfordern viel Disziplin. Sie führen allerdings immer zu einer Verbesserung der Schlafqualität.

7.2 Schlafeffizienz erhöhen

Mit dem Schlafdruck können wir die Einschlafzeit verkürzen. Aber wie können wir die Schlafqualität verbessern? Die Schlafqualität hängt im Wesentlichen von der Kontinuität des Schlafes ab (s. auch Abschn. 1.6.). Je weniger häufig wir wach sind, desto besser wird Schlaf empfunden. Das bedeutet, wir müssen dem Körper wenige Chancen geben, wach im Bett zu liegen.

! Die Schlafqualität hängt wesentlich von Durchschlafen ab. Je weniger häufig wir aufwachen und wach liegen, desto besser und erholsamer wird der Schlaf empfunden.

Um den Schlaf zu verbessern, müssen wir die »Schlafeffizienz« erhöhen. Die Schlafeffizienz ist der prozentuale Anteil der geschlafenen Zeit an der im Bett verbrachten Zeit. Schlafen Sie nur die Hälfte der im Bett verbrachten Zeit, beträgt Ihre Schlafeffizienz 50 %. Wenn Sie die gesamte Zeit, die Sie im Bett verbringen, durchschlafen würden, hätten Sie eine Schlafeffizienz von 100 %. Eine Schlafeffizienz von 85 % wird als normal bezeichnet und wäre auch für Sie anzustreben. Natürlich geht es hier nicht um Minuten und genaue Prozentzahlen, Sie sollten sich zum Ziel setzen, die überwiegende Zeit im Bett schlafend zu verbringen und nicht wach.

Wenn Sie ein Schlafprotokoll geführt haben, können Sie anhand des Schlafprotokolls sehen, wie sich ungefähr Ihre nächtlichen Liegezeiten, die Schlafzeiten und somit die Schlafeffizienz darstellen. Ansonsten können Sie auch einfach Ihre Zubettgehzeiten und Aufstehzeiten der letzten fünf Tage berechnen. Wie lange waren Sie pro Nacht im Bett und wie viele Stunden haben Sie davon geschlafen?

Und jetzt Sie!

Rechnen Sie Ihre persönliche Schlafeffizienz der letzten Woche aus! (Schlafzeit pro Tag/Bettzeit pro Tag) × 100

____

Sie werden unter Umständen feststellen, dass Sie im Verhältnis zur Schlafzeit zu viel Zeit im Bett verbringen. Wenn die Bettzeit die Schlafzeit deutlich (um mehr als 15 %) überschreitet, sollte die Bettzeit reduziert werden. Das heißt, ist die Schlafeffizienz geringer als 85 %, ist die Bettzeit zu lang!

! Die meisten Insomniepatienten verbringen im Verhältnis zur erreichten Schlafzeit zu viel Zeit im Bett.

Je länger Sie im Bett sind, desto geringer wird die Wahrscheinlichkeit, dass Sie die Bettzeit mit Schlaf ausfüllen können. Sie werden im Gegenteil immer mehr Wachzeit im Bett erleben. Diese Wachzeit geht, wie oben beschrieben, erheblich zu Lasten der Schlafqualität. Sie sollten die Bettzeit also reduzieren. Dies ist der erste Schritt. Man könnte die Schlafeffizienz natürlich auch rechnerisch dadurch erhöhen, indem Sie länger schlafen, aber das ist eben nicht machbar.

Länge der Bettzeit wählen. Die meisten Insomniebetroffenen erreichen höchstens fünf Stunden Schlafzeit in der Nacht und die ist mit Wachzeiten durchsetzt. Es geht nun darum, dass diese Zeit durchgehend geschlafen wird, um zumindest einen minimalen Erholungseffekt zu erreichen. Wenn Sie maximal sechs Stunden subjektive Schlafzeit in der Nacht erreichen, sollten Sie für die Bettzeitenrestriktion ein Zeitfenster von sechs Stunden wählen. Sie können so erreichen, dass Sie durchgehend schlafen und die Wachzeiten verschwinden. Wenn Sie subjektiv mehr als sechs Stunden in der Nacht schlafen, kann es sein, dass Sie keine Insomnie haben. Sie können dennoch mit einer Bettzeit von sieben Stunden beginnen. Falls Sie regelmäßig länger als sieben Stunden schlafen, sollten Sie Ihre Diagnose nochmals überprüfen lassen.

Wenn Sie eine Schlafdauer von fünf bis sechs Stunden durchgehenden Schlafes anstreben, ist eine Bettzeit von sechs Stunden sinnvoll. Sie sollten diese Zeit nicht unterschreiten, da die Maßnahme erhebliche Tagesmüdigkeit produzieren kann und Sie so vor allem als Autofahrer einem erhöhten Risiko unterliegen.

> **!** Eine Bettzeit von sechs Stunden hat sich bewährt. Sie sollten keine kürzere Zeitspanne wählen, da dies erhebliche Müdigkeit produzieren kann.

Ziel ist, die Bettzeit relativ rasch mit durchgehendem Schlaf auszufüllen. Versuchen Sie, eine regelmäßige Bettzeit von sechs Stunden 14 Tage lang einzuhalten.

7.3 Bettzeiten festlegen

Die Bettzeitenrestriktion funktioniert folgendermaßen:

- Sie legen ein Zeitfenster von sechs Stunden Zeit im Bett fest.
- Der Aufstehzeitpunkt soll fix sein (zum Beispiel 6.00 Uhr).
- Sie dürfen zum festgelegten Zeitpunkt ins Bett gehen, sollten dies aber nur tun, wenn Sie auch wirklich schläfrig sind.
- Sie dürfen später ins Bett gehen, müssen dann aber zum festgelegten Zeitpunkt aufstehen.
- Halten Sie diese Zeitfenster mindestens 14 Tage ein.

Aufstehzeitpunkt. Wie lege ich nun meine therapeutischen Bettzeiten fest? Wir beginnen mit dem Aufstehzeitpunkt. Dieser sollte in den ersten zwei Wochen der (Selbst-)Therapie konstant bleiben. Sie sollten eine Aufstehzeit wählen, die gut mit Ihren Alltagsgewohnheiten zu vereinbaren ist. Die meisten Menschen fangen zwischen 7.00 und 9.00 Uhr an zu arbeiten. Die Schule beginnt in Deutschland meist gegen 8.00 Uhr, womit sich die Familien arrangieren müssen. Falls Sie beispielsweise Lehrer sind oder ein schulpflichtiges Kind versorgen müssen, wäre ein Aufstehzeitpunkt von 6.30 Uhr angemessen. Der Aufstehzeitpunkt hängt natürlich auch vom Fahrweg zur Arbeitsstelle und anderen morgendlichen Vorbereitungen ab. Wenn Sie eher ein Nachtmensch sind und keine Probleme haben, lange nachts wach zu bleiben, sollten Sie eher einen späteren Aufstehzeitpunkt festlegen. *Wann* Sie aufstehen, ist für den Therapieerfolg gesehen nicht wichtig. Es ist jedoch wichtig, dass Sie diesen Zeitpunkt täglich einhalten und nicht immer wieder verschieben.

> ! Der Aufstehzeitpunkt muss mindestens 14 Tage fix bleiben und darf nicht immer wieder verschoben werden.

Der Aufstehzeitpunkt sollte auf Ihren Alltag und Ihre Persönlichkeit abgestimmt sein. Wenn Sie in der Regel schon um 5.00 Uhr wach sind und nicht mehr einschlafen können, sind Sie eher ein Frühmensch, sozusagen eine Lerche. Dann wäre ein früherer Zeitpunkt, zum Beispiel 5.30 Uhr, besser zum Aufstehen. Sie hätten so zwei Vorteile: Erstens stehen Sie entsprechend Ihrer Aufwachzeit auf und zweitens haben Sie in der Früh tatsächlich Zeit gewonnen, die Sie anderweitig sinnvoll verbringen können, sei es auch nur damit, Dinge mal »in Ruhe« zu erledigen.

Exkurs

Eule oder Lerche?

Bin ich eine Eule oder eine Lerche? Die meisten Menschen haben keine Probleme, morgens früh aufzustehen oder nachts später ins Bett zu gehen. Ein sehr kleiner Prozentsatz hat von Natur aus Probleme, sich an die normalen Aufstehzeiten anzupassen. Das beginnt meist schon in der Schulzeit, wo einige Kinder erhebliche Probleme haben, morgens wach zu werden und dann nach der Schule sich nochmals hinlegen müssen. Andere Kinder haben Probleme, nachts länger wach zu bleiben und fallen in der Früh durch ein erhöhtes Aktivitätsniveau auf. Echte Eulen- und Lerchentypen sind an sich sehr selten. Häufig passen wir uns mit unseren Schlaf- und Wachgewohnheiten an die Umwelt an. So sind viele Jugendliche eher Eulen und werden dann im Laufe des Lebens zu Lerchen. Wenn Sie nachts eher wacher als müder werden und morgens lieber länger schlafen als früh aufzustehen, sind Sie wohl eher ein Nachttyp, also eine Eule. Wenn Sie morgens voller Tatendrang sind und nachts Probleme haben, lange wach zu bleiben, sind Sie eher eine Lerche, ein Morgentyp.

Und jetzt Sie!

In Abbildung 10 sehen Sie einen Zeitstrahl. Hier können Sie Ihre Bettzeiten eintragen. Ziehen Sie von Ihrem gewählten Aufstehzeitpunkt sechs Stunden ab.

Meine Bettzeiten sind:

____

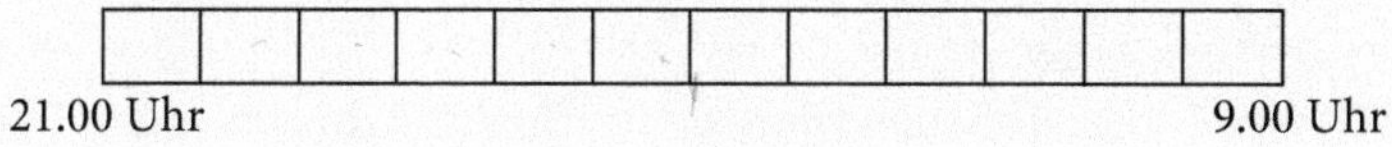

Abbildung 10 Zeitstrahl (Striche = Stunden)

Wenn Sie sich beispielsweise für 5.30 Uhr entschieden haben, sollten Sie einfach sechs Stunden abziehen und Sie wären dann bei Ihrer erlaubten Zubettgehzeit. In diesem Fall also 23.30 Uhr. Nun haben Sie Ihr persönliches Zeitfenster festgelegt. Zwischen 23.30 Uhr und 5.30 Uhr dürfen Sie sich zum Schlafen in Ihr Bett legen.

7.4 Wann sollte ich ins Bett gehen?

> »Das Blöde am Erwachsenensein ist, dass wir nicht wissen, wann wir ins Bett gehen sollen.«
> (Heinz Erhardt)

»Gegen 22.00 Uhr werde ich so müde, ich kann mich dann kaum wachhalten. Das ist mein Totpunkt, wenn ich den verpasse, dann kann ich die ganze Nacht nicht schlafen.« Diese oder ähnliche Befürchtungen äußern Patienten immer wieder, wenn sie sich wegen der Bettzeitenrestriktion einen späten Zubettgehzeitpunkt überlegen müssen. Dahinter steht die Vorstellung von einem »idealen Einschlafzeitpunkt«. Was hat es damit auf sich? Sehr viel und auch wieder nicht. Bei einem regelmäßigen Schlaf-Wach-Rhythmus kann es sein, dass wir zu regelmäßigen Zeitpunkten müde werden. Dies kann gut in den späten Abendstunden sein, wenn es nichts mehr zu tun gibt und der Körper sich tatsächlich auf Entspannung umstellt. Dieser Abfall der alltäglichen Anspannung kann sich in einer spontanen Müdigkeit zeigen. Wir schlafen unter Umständen ein, wenn der Körper in Ruhe ist. Wenn wir dies regelmäßig erleben, entsteht der Eindruck eines natürlichen oder biologischen Einschlafzeitpunktes, des sogenannten Totpunktes. Entsprechend der Idee einer inneren Uhr glauben viele Schlafgestörte an eine Uhrzeit, die besonders günstig zum Einschlafen ist. Alte Volksweisheiten wie zum Beispiel »Der beste Schlaf ist derjenige vor Mitternacht« beruhen wahrscheinlich auf dieser allgemeinen Erfahrung. Tatsächlich ist dies schlafphysiologisch gesehen nicht haltbar. Wir sind vom Verhalten zwar an den Hell-Dunkel-Rhythmus angepasst, allerdings nicht mit einer genauen Uhrzeit.

Während die üblichen Bettzeiten (23.00 Uhr bis 6.00 Uhr) bei normalen Schläfern gut funktionieren und einen natürlichen

Schlaf-Wach-Rhythmus erzeugen, ist dieser bei Insomniepatienten allerdings nicht spürbar. Viele Patienten berichten, dass sie sich um ca. 21.00 Uhr »todmüde« fühlen, dann aber auf einmal total fit sind, wenn sie sich ins Bett gelegt haben. Sie fühlen sich dann also um den idealen Einschlafzeitpunkt betrogen, haben ihn wieder verpasst oder es war eben nur ein »falsches Versprechen«. Insomniebetroffene können eben nicht einschlafen, wenn es Zeit wäre und sie müde sind. Sie haben in der Regel das Vertrauen in das Einschlafen verloren. Darum muss es erst wieder erlernt und trainiert werden. Verhaltenstherapie für Insomnie bedeutet, dass Sie Ihren Schlaf unter Kontrolle haben und er nicht Sie! Durch die Bettzeitenrestriktion können Sie Ihren Körper wieder unter Kontrolle bringen.

Wann aber ist dann der beste Einschlafzeitpunkt, wenn nicht vor Mitternacht? Und ist es wahr, dass wir unsere Schlafqualität verschlechtern, wenn wir später ins Bett gehen? Kann es sein, dass der »richtige Einschlafzeitpunkt« dann verpasst ist? Tatsächlich gibt es den »idealen« Zubettgehzeitpunkt nicht. Einschlafen hängt neben dem Schlafdruck vor allem vom Grad der Entspannung ab. Je entspannter ich mich fühle, desto eher kann ich loslassen. Ein guter Zeitpunkt während der Therapie, ins Bett zu gehen, ist dann gegeben, wenn sich dieser Einschlafzeitpunkt ankündigt. Also, wenn

- Sie so schläfrig sind, dass Ihnen die Augen zu fallen UND
- Sie ausreichend entspannt sind UND
- Sie innerhalb Ihres erlaubten Bettzeitenfensters sind.

Halten Sie sich an die Regeln der Bettzeitenrestriktion. Falls Sie zu früh müde werden, zum Beispiel um 20 oder 21.00 Uhr bei einer geplanten Bettzeit von 23.30 Uhr, sollten Sie versuchen, sich wach zu halten. Geben Sie der Schläfrigkeit nicht zu früh nach. Versuchen Sie, die Zeit bis zu Ihrer gewählten Einschlafzeitzone zu überbrücken (s. auch Abschn. 3.7 Wachmacher). Die Regel lautet dann, dass Sie ab 23.30 Uhr ins Bett gehen. Wenn Sie allerdings zur festgelegten Zubettgehzeit nicht müde sind, sollten Sie warten, bis Sie schläfrig werden und später zu Bett gehen.

> **!** Gehen Sie erst ins Bett, wenn Sie zur festgelegten Bettzeit schläfrig sind.

7.5 Wichtige Regeln während der Bettzeitenrestriktion

Die Bettzeitenrestriktion klingt sehr simpel – und ist es eigentlich auch. Allerdings zeigt die jahrelange Erfahrung als Psychotherapeutin mit Insomniepatienten, dass die Regeln nicht immer so einfach umzusetzen sind und dass sich immer wieder Unklarheiten ergeben. Wenn aber die ersten Erfolge spürbar sind, wird die Motivation immer größer, sich diszipliniert an die Regeln zu halten.
Folgende Regeln sollten eingehalten werden:

- **Zur festgelegten Zeit das Bett morgens verlassen.** Vermeiden Sie es, noch länger liegen zu bleiben. Im schlimmsten Fall schlafen Sie wieder ein und vermindern so den Schlafdruck für den Tag. Stellen Sie sich einen Wecker und verlassen Sie sich nicht darauf, »von alleine« aufzuwachen. Dies mag in der Zeit vor der Therapie passiert sein. Während der Bettzeitenrestriktion wird eine erhebliche Müdigkeit aufgebaut, die dazu führt, dass plötzlich verschlafen werden kann.
- **Zeit außerhalb des Bettes.** Was ist erlaubt? Sie sollten in der Zeit außerhalb der vereinbarten Bettzeiten auf keinen Fall ins Bett gehen und nicht darauf liegen. Dies kann unter Umständen schwierig sein, nämlich dann, wenn das Bett mehr oder weniger der einzige Ort ist, an den man sich zurückziehen kann, wenn man zum Beispiel nur ein Zimmer zur Verfügung hat. Sie dürfen natürlich notfalls auf dem Bett sitzen, sollten aber Liegen vermeiden. Insgesamt ist es jedoch günstig, das Bett nur zum Schlafen zu benutzen und andere Tätigkeiten darin, wenn es geht, zu vermeiden. Dies gilt nur für die Zeit der (Selbst-)Therapie bzw. solange Sie unter einer Insomnie leiden.
- Sie sollten des Weiteren **außerhalb der Bettzeiten nicht schlafen und nicht länger liegen**. Dies kann den Schlafdruck vermindern und die Schlafqualität für die Nacht wieder verschlechtern. Besonders am Abend kann die Zeit bis zum Zubettgehen recht

lang werden. Hier kann es unter Umständen schwierig sein, gegen die Müdigkeit anzukämpfen. Vermeiden Sie in diesen Situationen eine Halb-Liegeposition auf dem Sofa oder monotone Sendungen im TV.

Die wichtigsten Regeln der Bettzeitenrestriktion

- Gehen Sie nicht vor Ihrer festgelegten Bettzeit zu Bett.
- Gehen Sie zu Ihrer festgelegten Bettzeit erst dann ins Bett, wenn Sie schläfrig sind.
- Stehen Sie zur festgelegten Bettzeit am Morgen auf.
- Bleiben Sie nicht länger im Bett liegen, egal ob wach oder schläfrig.
- Suchen Sie das Bett nicht außerhalb des erlaubten Zeitfensters auf.
- Schlafen Sie nicht außerhalb der vereinbarten Bettzeiten.

7.6 Tipps zum Umgang mit ungewollter Tagesmüdigkeit

Durch die Verhaltenstherapie für die Insomnie wird der Schlaf anfangs vorübergehend schlechter und es wird ein noch stärkeres Maß an Müdigkeit produziert. Dieses erhöhte Maß an Müdigkeit kann mit einer erhöhten Schläfrigkeit tagsüber einhergehen. Patienten schlafen erfahrungsgemäß während der Therapie ungewohnt schnell in monotonen Situationen ein. Wenn erhöhte Tagesschläfrigkeit entsteht, sollte ihr während der Therapie nicht nachgegeben werden. Dies könnte den systematischen Aufbau des Schlafdrucks verschlechtern. Es sollten vor allem Situationen vermieden werden, die eine Einschlafneigung fördern.

Situationen oder Bedingungen, die ungewolltes Einschlafen fördern

- körperliche Ruhe (zum Beispiel Sitzen oder Liegen)
- mangelnde Reize in der Umgebung (langweiliges TV-Programm, monotoner Vortrag)
- dämmeriges Licht

- Wärme
- voller Magen nach Mahlzeit

Wenn man Einschlafen vor der geplanten Bettzeit verhindern möchte, sollten körperliche Ruhe oder Monotonie vermieden werden. Ein klassisches Beispiel ist nach dem Essen ruhen. Alkohol kann natürlich die Einschlafneigung noch verstärken. Stattdessen sollten Maßnahmen zur Verbesserung der Müdigkeit angewandt werden.

Verhaltensmaßnahmen, die wach machen

- Licht (vor allem Tageslicht)
- soziale Reize (Gespräche)
- frische Luft
- Bewegung, Aktivität
- Nap

Naps sollten während der Therapiezeit vermieden werden, weil sie den Schlafdruck vermindern. Sie sollten hier nur im »Notfall« eingesetzt werden. Um den Nachtschlaf nicht zu verschlechtern, sollten Naps auch spätestens am Nachmittag eingesetzt werden.

Definition

Ein **Nap** ist eine kurze gewollte Schlafperiode, die in der Regel nicht länger als 20 Minuten dauert. Naps sind eine effektive Möglichkeit, starke Müdigkeit abzubauen. Man sollte dazu sich bequem hinsetzen oder -legen und vor allem die Nackenmuskulatur entlasten. Wichtig ist, sich einen Wecker zu stellen. Vertrauen Sie nicht darauf, auf jeden Fall wieder nach kurzer Zeit aufzuwachen. Machen Sie es sich bequem und versuchen Sie zu ruhen. Sie sollten sich entspannen, der Schlaf kommt bei entsprechender Müdigkeit von alleine. Wenn Sie Naps trainieren, haben Sie einen effektiven Wachmacher zur Hand!

7.7 Wie lange muss ich die Bettzeitenrestriktion durchhalten?

Sich streng an die Bettzeitenrestriktion halten, heißt, sie wirklich jeden Tag anzuwenden. Die Bettzeitenrestriktion gilt also natürlich auch am Wochenende. Der Schlaf-Wach-Rhythmus kann sich nur regenerieren, wenn Sie die Maßnahme kontinuierlich durchführen, d. h., wenn Sie die Bettzeiten auch diszipliniert einhalten. Ähnlich wie bei einer Diät kann man bei der Bettzeitenrestriktion »sündigen«, in diesem Fall also länger im Bett bleiben. Dies kann allerdings einen sehr negativen Effekt auf den Therapieverlauf haben. Sie werden aber auch merken, dass sich schon nach ein paar Tagen strengen Durchhaltens leichte Verbesserungen des Schlafes bemerkbar machen. Wie bemerken Sie eine Verbesserung? Viele Patienten bemerken, dass sie schneller einschlafen können, obwohl die Schlafmedikamente abgesetzt wurden. Andere bemerken, dass sie nachts weniger lang wach sind. Durch die Bettzeitenrestriktion wird nicht die Schlafdauer verlängert, sondern der Schlaf wird kontinuierlicher.

> **!** Wenn Sie sich streng an die Bettzeitenrestriktion halten, werden Sie nach ein paar Tagen merken, dass Sie schneller einschlafen und nachts nicht mehr so lange wach liegen.

Nach zwei Wochen sollten Sie die ersten Verbesserungen spüren können. Eventuell haben Sie auch schon gute Nächte erlebt und sich am nächsten Tag erfrischt gefühlt. Diese guten Nächte werden immer häufiger kommen, je kontinuierlicher Sie durchhalten. Abbildung 11 zeigt das Beispiel einer Bettzeitenrestriktion. Man sieht zunächst lange Bettzeiten (von 22.00 Uhr bis 8.00 oder 9.00 Uhr). Der Schlaf ist mit längeren Wachzeiten zersetzt. Zu Beginn der Bettzeitenrestriktion sind zunächst noch längere Wachzeiten vorhanden, die dann im Laufe der Zeit immer weniger werden. Man sieht vor allem, dass schnell eingeschlafen wird.

Führen Sie die Bettzeitenrestriktion mindestens zwei Wochen am Stück durch. Der Schlaf wird immer kontinuierlicher und Sie können tagsüber immer besser durchhalten. Der Körper merkt wieder, dass es einen Unterschied zwischen Aktivität und Erholung gibt. Wenn Sie sich an die neuen Bettzeiten gewöhnt haben, werden Sie merken, dass Sie morgens immer fitter werden. Versuchen Sie, morgens so aktiv wie möglich zu sein.

Wenn Sie nachts besser schlafen und tagsüber fit sind, können Sie die Bettzeiten zwar langsam ausdehnen, im Grunde genommen kommt Ihr Körper jedoch mit sechs Stunden Schlaf zurecht (wenn Sie sich tagsüber nicht müde fühlen). Denken Sie daran, dass überflüssig lange Bettzeiten auf Dauer Ihren Schlaf wieder verschlechtern können. Sie sollten also versuchen, im Durchschnitt nicht länger als diese sechs Stunden im Bett zu bleiben.

Wenn Sie nach zwei Wochen spüren, dass sich Ihr Schlaf verbessert hat, Sie tagsüber aber sehr müde sind, kann dies bedeuten, dass Sie eigentlich mehr als sechs Stunden Schlaf benötigen. Das Zeitfenster ist für Ihr Schlafbedürfnis dann zu kurz. Sie können das Zeitfenster dann verlängern und zwar um 15 Minuten. Gehen Sie in diesem Fall 15 Minuten früher ins Bett und behalten Sie diese neuen Bettzeiten dann zunächst wieder bei. Sollten Sie nach einigen Tagen immer noch das Gefühl haben, dass Ihnen die Bettzeiten zu wenig sind, weil Sie gut schlafen und dennoch müde sind, können Sie die Bettzeiten wieder um 15 Minuten verlängern. Sie können sich so an Ihre individuelle Bettzeit herantasten. Diese individuelle Bettzeit ist natürlich nicht in Stein gemeißelt. Unser Schlafbedürfnis wird durch unterschiedliche Dinge beeinflusst, wie der Tagesform, unserer Gesundheit, dem erlebten Stress, ob wir Urlaub haben oder gerade aufregende Dinge erleben. Selbst die Jahreszeit spielt eine Rolle. Im Winter wird ein wenig länger geschlafen als im Sommer. Ziel der Therapie ist es, ein Gespür für das eigene Schlafbedürfnis zu bekommen. Dieses Gefühl können wir erst dann entwickeln, wenn wir nicht dauermüde sind, sondern wieder Wachsein am Tage und guten Schlaf in der Nacht erleben. Dazu muss jedoch die Bettzeit erstmal auf eine Mindestdauer für einige Zeit verkürzt werden.

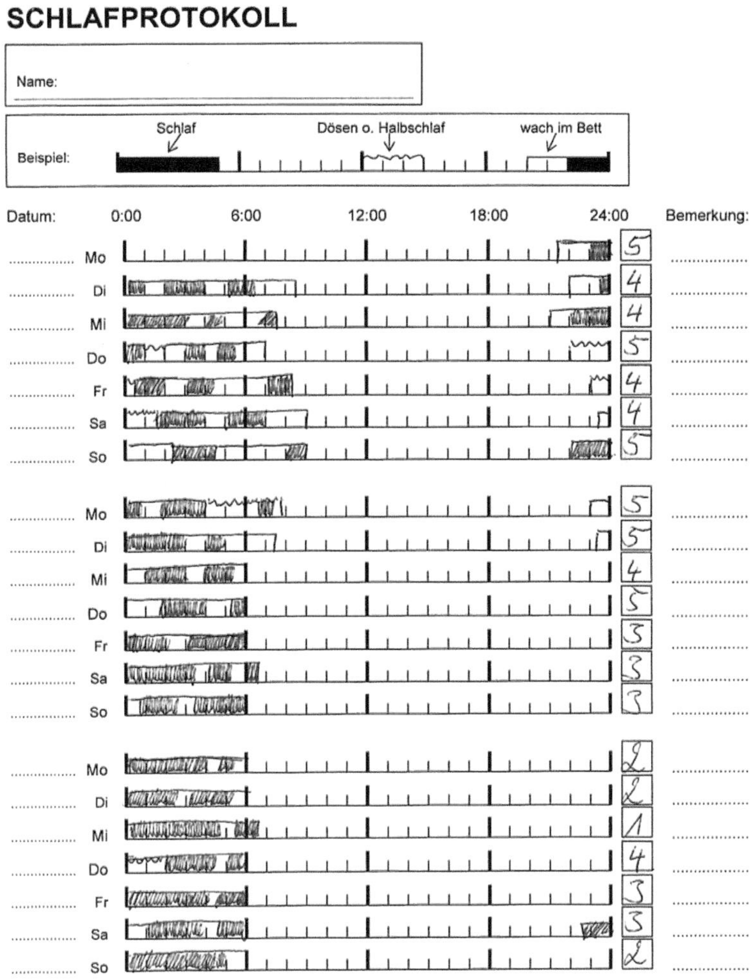

Abbildung 11 Schlafprotokoll mit Bettzeitenrestriktion

8 Durch die Schlaftür kommen

Warum kann ich nicht einschlafen, ich bin müde und es ist spät und jetzt liege ich hier wach und nichts klappt! Ist es möglich, diese Einschlafhürde wieder zu überwinden?

Auch wenn der Schlafdruck das Einschlafen erleichtert und die Bettzeitenverkürzung die Schlafkontinuität verbessert, gibt es noch einen weiteren sehr entscheidenden Faktor für die Schlafqualität: die Entspannung. Um ihre Bedeutung für die Verbesserung des Schlafes geht es im folgenden Kapitel

! Die Schlafqualität hängt im Wesentlichen vom Grad der Entspannung ab.

Entspannung ist einer der Grundpfeiler der Therapie von chronischen Schlafstörungen. Ohne Entspannung kommen wir nicht in den Schlaf, es sei denn, wir fallen in einen Erschöpfungsschlaf, aber selbst für diesen ist ein gewisser Grad von Entspannung notwendig. Hier erfahren sie die Bedeutung der Entspannung für gestörten Schlaf und lernen Wege dahin.

Exkurs

Chronobiologie – Schlafmuster
Um die Frage nach dem Einschlafzeitpunkt zu beantworten, müssen wir die Chronobiologie befragen. Die Chronobiologie befasst sich mit biologischen Rhythmen, deren Einfluss auf Verhalten und deren Entstehen. Nahezu alles Leben ist Rhythmen unterworfen, angefangen von astronomisch messbaren Rhythmen wie Bewegungen von Planeten bis zu Schwankungen der Hormone in unserem Körper. Auch psychische Phänomene haben Rhythmen. So weiß man zum Beispiel, dass die Stimmung

auch Höhen und Tiefen über den Tag verteilt zeigt. Sie soll in der Nacht um 3.00 Uhr am schlechtesten sein und vormittags am besten. Auch das Schlafen und das Wachen unterliegen einem Rhythmus. Man kann diesen Rhythmus bei allen möglichen Lebewesen finden, kleine Nagetiere z. B. haben einen sogenannten polyphasischen Schlaf mit einer raschen Abfolge von Schlafepisoden und Wachzeiten. Der menschliche Schlaf-Wach-Rhythmus verändert sich über die Lebenszeit hinweg. Zunächst zeigen auch wir ein polyphasisches Schlaf-Wach-Muster. Neugeborene können noch nicht längere Zeit am Stück wach sein, das Gehirn wächst und braucht viel Ruhe. Sie zeigen einen ständigen Wechsel zwischen Wachen und Schlafen. Je älter Menschen werden, desto länger können wir wach sein, nehmen mit zunehmendem Interesse die Umwelt war und schaffen es schließlich, sogar auf den Mittagsschlaf zu verzichten. Die meisten erwachsenen Menschen zeigen ein monophasisches Schlafmuster. Sie zeigen eine lange Schlafperiode und sind tagsüber wach. Aber wer oder was bestimmt, wann wir einschlafen?

Wir schlafen dann, wenn der Schlafdruck ausreichend groß ist und wenn wir schlafen wollen. Im Gegensatz zum Säugling können wir als Erwachsene unseren Einschlafzeitpunkt vorbereiten und auswählen. Den idealen biologischen Zeitpunkt hierfür gibt es nicht. Man kann ihn nicht an einer bestimmten Uhrzeit festmachen oder auch nicht an Schwankungen von Hormonen oder anderen physiologischen Parametern. Tatsächlich trifft das Einschlafen oft mit dem Abfall der Köpertemperatur zusammen. Dies bedeutet jedoch nicht, dass es einen kausalen Zusammenhang gibt. Einschlafen ist in erster Linie ein Verhalten, das durch den Schlafdruck bestimmt wird. Einschlafen ist also nicht genetisch oder körperlich vorprogrammiert. Einschlafen ist jedem möglich. Man muss nur die Gesetzmäßigkeiten dafür kennen. Wenn Einschlafen also nicht an ein chronobiologisches Programm geknüpft ist, sondern von der Zeit des Wachseins davor abhängt, können wir das Einschlafen mitbestimmen. Dies passiert zum einen durch die Bettzeitenrestriktion, wir brauchen jedoch mehr als »Druck«, um einzuschlafen. Die Bettzeitenrestriktion ist nur ein Pfeiler der Behandlung. Wenn wir Schlafdruck aufbauen, fällt es dem Körper leichter, in den Schlaf zu kommen. Durch die Bettzeitenrestriktion bauen wir Müdigkeit und Schlafdruck auf, das allein garantiert allerdings nicht ein regelmäßig rasches Einschlafen. Menschen mit chronischen Schlafstörungen sind fast immer müde oder erschöpft und können dennoch nicht schlafen. Woran liegt das? Es liegt an der mangelnden Fähigkeit, Müdigkeit in Schläfrigkeit umzuwandeln.

8.1 Müdigkeit und Schläfrigkeit

Was ist überhaupt der Unterschied zwischen Müdigkeit und Schläfrigkeit? Halten Sie kurz inne im Lesen und überlegen mal, ob Ihnen als Leser und vielleicht als Betroffener der Unterschied bewusst ist.

Und jetzt Sie!

Überlegen Sie: Was ist der Unterschied zwischen Müdigkeit und Schläfrigkeit?

____

____

____

____

Müdigkeit ist die Folge von Überbeanspruchung. Unsere Sprache drückt dies schon aus. Wenn wir müde sind, bemerken wir ein Nachlassen der Kräfte. Wir sind nicht mehr so konzentriert, bemerken Schlappheit und auch weniger Motivation. Müdigkeit kann auch körperlich spürbar sein. Unsere Augen können anfangen zu brennen, wir sehen schlechter. Bei Kindern äußert sich Müdigkeit unter Umständen in einer erhöhten motorischen Unruhe. Sie werden zappelig, bewegen sich mehr, wie um das Müdigkeitsgefühl loszuwerden. Kleinkinder und Säuglinge können sogar unleidlich werden, mit Schreien und motorischer Unruhe. Müdigkeit ist also eher eine negative Erfahrung und ein unangenehmes Gefühl. Schläfrigkeit hingegen ist der Zustand kurz vor dem Einschlafen, sie ist ein Maß für den Drang zum Einschlafen. Wenn wir schläfrig sind, sind wir kurz davor einzuschlafen. Die Schläfrigkeit wird von der Person situationsabhängig positiv (z. B. der leicht schwebende Moment kurz vor dem Hineingleiten in den Schlaf) oder negativ (z. B. die angestrengten Versuche, trotz Schläfrigkeit beim Autofahren oder im Kino wach zu bleiben) empfunden.

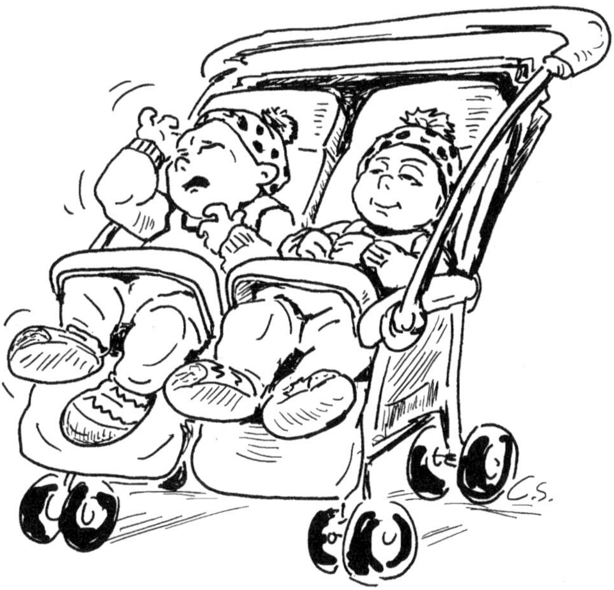

Insomniepatienten wünschen sich genau diesen Zustand der Schläfrigkeit herbei. Sie möchten endlich die Müdigkeit loswerden und einfach einschlafen. Dies nenne ich die »Schlaftür«. Viele Patienten drücken es ähnlich aus, es sei wie ein »hinübergleiten«, »runterfahren« oder »endlich abschalten«. Sie übertreten die Schwelle zum Schlaf. Aber was ist der Schlüssel zu dieser Tür? Wir können die Tür mit Druck aufbekommen, dies passiert durch die Bettzeitenrestriktion. Wir können Sie jedoch auch so präparieren, dass sie beim leichten Anstoßen schon aufgeht. Dies schaffen wir durch Entspannung.

> **!** Entspannung ist der Schlüssel zur Schlaftür.

Entspannung ermöglicht leichtes Einschlafen und einen guten Schlaf, Entspannung hat aber insbesondere bei der Insomnie noch eine andere Bedeutung: Es reduziert das Hyperarousal. Wie in Abschnitt 4.5.2 dargestellt, leiden Insomniebetroffene vor allem an einer erhöhten chronischen Anspannung, die nicht unbedingt äußerlich sichtbar ist, sich aber in einer inneren Unruhe äußern kann. Ein wesentliches Merkmal dieses Hyperarousals ist die mangelnde Fähigkeit, sich zu entspannen. Mit zunehmender Entspannungsfähigkeit kann man das Hyperarousal also reduzieren. Das ist wahrscheinlich einer der wichtigsten Gründe, als Insomniebetroffener Entspannung zu üben.

8.2 Für Entspannung sorgen

Interessanterweise wissen viele chronisch schlafgestörte Menschen nicht mehr, was Entspannung ist. Sie haben zwar eine ungefähre Vorstellung, können es aber nur erahnen. Viele beklagen, dass sie sich nicht mehr entspannen können.

Und jetzt Sie!

Halten Sie kurz inne und überlegen, was für Sie Entspannung bedeutet. Vielleicht ist es sinnvoll, erstmal die Dinge auszuschließen, die nichts mit Entspannung zu tun haben. Kreuzen Sie dann hier die Eigenschaften an, die Sie persönlich mit Entspannung verbinden.

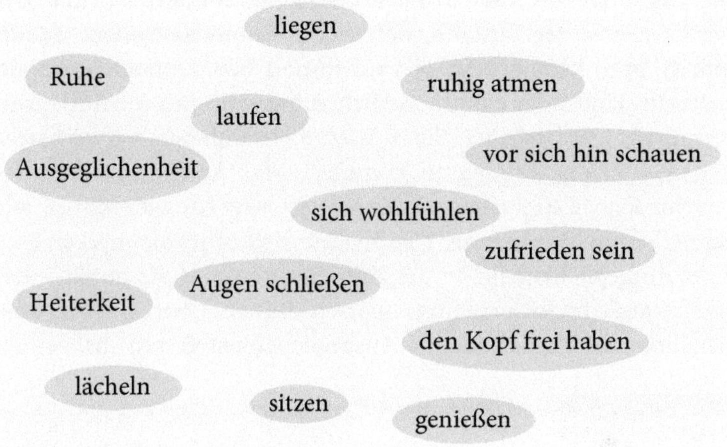

Abbildung 12 Mindmap Entspannung

Wenn Sie all diese Begriffe lesen, werden Sie vielleicht merken, dass Sie schon etwas ruhiger werden. In der Tat ist die Ruhe das zentrale Moment der Entspannung.

! Wer **entspannt** ist, ruht, und zwar in sich.

Stellen Sie sich vor, Sie gehen eine Straße entlang, biegen ab und bleiben dann an der Bushaltestelle stehen. Nun stellen Sie sich das unter zwei Bedingungen vor. Die erste Bedingung ist: Sie holen jemanden, den Sie sehr mögen, vom Bus ab. Die zweite Bedingung: Sie brauchen den Bus, um zum Zug zu kommen; wenn der Bus nur fünf Minuten zu spät kommt, was häufiger in letzter Zeit vorkommt, werden Sie zu spät kommen und den Zug verpassen. Sie gehen in beiden Fällen mit dem gleichen Tempo, Beeilung hätte hier auch keinen Sinn. Aber es ist wahrscheinlich, dass Sie im zweiten Fall angespannter sind.

Entspannung hat nicht so sehr etwas mit körperlicher Ruhe zu tun. Entspannung hat etwas mit Gleichgewicht zu tun. Diese innere Ruhe ist der Zustand, der durch Entspannung erreicht werden sollte.

Das Gegenteil von Ruhe ist nicht Bewegung, sondern Unruhe. Und das ist genau der Zustand, den viele Insomniebetroffene ständig spüren. Man kann also in sich ruhen und sich dennoch körperlich bewegen. Und man kann äußerlich ruhig sein und innere Unruhe verspüren. Das bedeutet, Sie müssen nicht unbeweglich verharren, um in die Entspannung zu kommen. Man kann in sich ruhend verschiedene Tätigkeiten ausführen, so wie Laufen, Malen oder Lesen. Woran merkt man, dass man in sich ruht? Sie merken es an Ihrer Ausgeglichenheit, an der Zufriedenheit und Sie merken, dass Sie sich auf eine Sache richtig einlassen können. Überlegen Sie, wann Sie zuletzt diesen Zustand der Ausgeglichenheit gespürt haben!

Und jetzt Sie!

Schreiben Sie spontan drei Situationen auf, in denen Sie ausgeglichen und zufrieden waren.

____

____

____

Innere Ruhe bedeutet, im Gleichgewicht zu sein. Dies ist dann der Fall, wenn es uns an nichts fehlt, wir nichts begehren und auf der anderen Seite uns auch nicht langweilen. Wir ruhen also. Diese Ruhe ist vorwiegend ein Gefühl und kann mit Gedanken unterfüttert sein. Vielleicht kennen Sie auch das Gefühl, wenn Sie sich sehr wohl fühlen, dass Sie meinen »jetzt fehle es an nichts mehr, so könnte es bleiben«. Dieser Moment oder Augenblick als Zustand ist Ziel sogenannter Entspannungsübungen.

Ist dies realistisch? Kann man in der alltäglichen Hektik verlangen, entspannt zu sein? Können wir dann überhaupt noch funktionieren? Und sind alleine durch den Umgang mit anderen Menschen nicht immer wieder Konflikte vorprogrammiert? Und können wir noch produktiv sein, wenn wir entspannen? Die Antwort lautet, je entspannter wir sind, desto produktiver sind wir, je entspannter wir sind, desto weniger Konflikte haben wir und je entspannter wir sind,

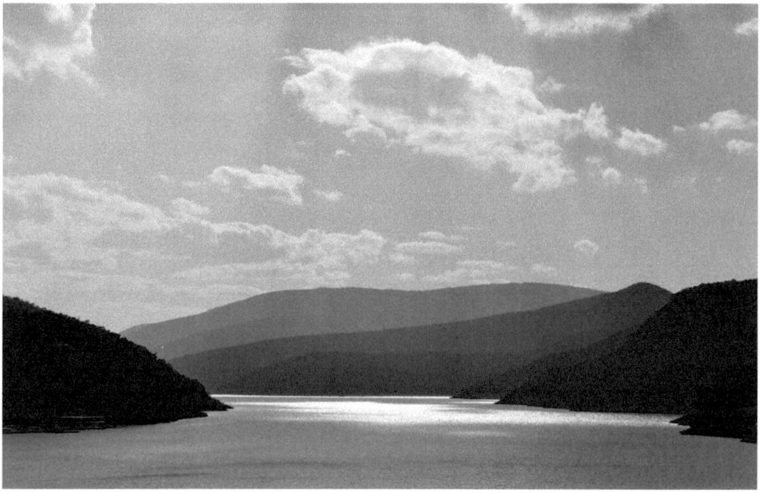

Abbildung 13 Ruhe

desto leichter fällt uns der Alltag und vor allem desto besser können wir schlafen. Entspannung spüren Sie nicht nur körperlich, Sie spüren sie vor allem beim Denken.

Wie merke ich, dass ich entspannt bin?

- Sie sind gedanklich nicht belastet. Die Gedanken schweifen ab. Stellen Sie sich vor, Sie sitzen in einem Zug und schauen aus dem Fenster, während Sie zu Beginn noch über bestimmte Dinge nachdenken, kann es sein, dass Sie irgendwann abschweifen und sich gedanklich treiben lassen. Sie denken dann nicht mehr zielorientiert, sondern assoziativ. Wenn der Zug dann in den Bahnhof einfährt, wundern Sie sich, dass die Zeit so schnell vergangen ist. Oder Sie merken, dass Sie sich gut konzentrieren können, dass Sie ruhig lesen oder arbeiten können, ohne von störenden Gedanken immer wieder abgelenkt zu sein.
- Sie fühlen sich wohlig. Dieser Begriff klingt altmodisch und ist durch den moderneren Begriff des Chillens schon fast ersetzt worden. Wohlsein spürt man körperlich und kann durch Hilfsmittel herbeigeführt werden. Wohlsein ist allerdings auch sehr individuell. Während einige Menschen entspanntes Liegen als wohlig empfindet, können andere sich beim Laufen entspannen.

Auch wenn die Bedingungen dafür unterschiedlich sind, so kann jeder dieses Gefühl des Wohlseins herstellen.

- Sie merken, dass Sie ruhig sind. Dies kann sich körperlich bemerkbar machen, zum Beispiel durch entspannte Muskulatur oder durch Atmung. Zeichen der Unruhe sind vermehrtes Schwitzen, angespannte Muskulatur und schnelleres Atmen und Puls.
- Sie merken, dass Sie sich in eine Sache vertiefen können und nicht durch Gedanken immer wieder abgelenkt werden. Diese Sache absorbiert Sie und Sie vergessen darüber die Zeit. Sie gehen ganz in der Sache auf. Dies kann eine beschauliche Gartenarbeit sein, ein spannendes Buch oder auch eine andere angenehme Tätigkeit.

Je öfter wir tagsüber entspannt sind, desto besser können wir nachts einschlafen. Die Nacht ist der Spiegel des Tages. Entspannung ist der Schlüssel, der die »Schlaftür« öffnet.

8.3 Wege zur Entspannung

Wie komme ich zur Entspannung? Es gibt sicher kein Universalrezept. Es gibt allerdings ein paar Regeln, die beachtenswert sind.

Sich Entspannung erlauben. Die erst Regel lautet, es sich zu erlauben, zu entspannen! Wie oben erläutert, sind viele Insomniebetroffene der Meinung, dass sie nicht mehr abschalten können und nicht mehr zur Ruhe kommen. Einige haben sich diesbezüglich sogar nach verschiedenen vergeblichen Versuchen schon aufgegeben. Allerdings gilt hier das Gleiche wie für den Schlaf: Jeder Mensch kann sich entspannen!

Und jetzt Sie!

Versuchen Sie diese kleine Übung: Legen Sie das Buch kurz beiseite, machen Sie die Augen zu und konzentrieren Sie sich für ein paar Minuten nur auf Ihre Atmung. Versuchen Sie dabei, ruhig ein- und langsam auszuatmen.

Diese einfache Übung soll zeigen, dass Sie sich danach ein kleines bisschen ruhiger und entspannter fühlen als vorher. Erlauben Sie sich wirklich, sich zu entspannen? Oder halten Sie es eventuell für Zeitverschwendung? Geben Sie sich und Ihrem Körper eine Chance.

Offen für die Suche sein. Die zweite Regel lautet, sich auf die Suche nach Entspannung zu machen. Haken Sie keine Verfahren als »nutzlos« ab und geben Sie verschiedenen Verfahren nochmals eine Chance. In der Therapie zeigt es sich immer wieder, dass Patienten überrascht sind, sich bei bestimmten neuen Verfahren entspannen zu können, von denen sie meinten, dass sie »nichts bringen« würden. Durch das Ausprobieren unterschiedlicher Verfahren konnten sie dann feststellen, wie gut es ihnen dann doch gelang. Je weniger Vorurteile Sie haben, was die Möglichkeiten und Wege zur Entspannung angehen, desto mehr können Sie sich auf Neues einlassen und desto eher können Sie die Erfahrung machen, positiv überrascht zu werden.

Beispiel

Herr T. hatte schon alle möglichen Entspannungsverfahren ausprobiert. Es gelang ihm einfach nicht, loszulassen. Schließlich hatte er zunächst etwas skeptisch Qi Gong ausprobiert und war überrascht, wie gut ihm diese Mischung aus Konzentration und ruhiger Bewegung tat.

Probieren Sie Dinge aus und beobachten Sie sich dabei, wie sehr es Ihnen gelingt, sich gedanklich gehen zu lassen, sich körperlich wohl zu fühlen. Nahezu jede Tätigkeit kann entspannend sein. Einige können sich beim Kochen entspannen, andere beim Laufen oder beim Lesen. Manchmal ist es entspannend, einfach nur aus dem Fenster zu sehen. Vielleicht lassen Sie sich massieren oder hören eine angeleitete Entspannung.

Üben Sie Entspannung regelmäßig. Die dritte wichtige Regel lautet Übung. Wenn Sie eine oder mehrere Möglichkeiten entdeckt haben, wie Sie sich entspannen können, sollte dies Teil Ihres Alltags werden. Nehmen Sie sich dafür Zeit und lassen Sie es wirklich nur im Notfall aus. Behandeln Sie Ihre Entspannungseinheiten wie Nahrungsaufnahme oder Körperhygiene. Auch dies tun Sie ja nicht »bei Gelegenheit«, sondern täglich. Es muss nicht lang dauern, aber regelmäßig passieren.

Beispiel

Frau K. ist morgens immer lange im Bett liegen geblieben. Sie konnte zwar nicht gut schlafen, war aber oft zu erschöpft. Sie hatte dann wenig Zeit und ist oft gehetzt bei der Arbeit angekommen. Nun steht sie früher auf und genießt die Zeit morgens. Sie macht es sich gemütlich, frühstückt und liest dabei Zeitung. Sie ist morgens entspannter, da sie sich das bewusst zur Entspannung eingerichtet hat.

Eine häufig gestellte Frage ist: Soll ich kurz vor dem Einschlafen im Bett Entspannung üben? Die Antwort ist relativ einfach und lautet Nein! Wir können nachts nur die Entspannung herstellen, die der Körper vorher schon kennengelernt hat. Der Körper muss sozusagen wissen, worauf er sich einlässt, wenn wir uns entspannen wollen. Entspannung sollte tagsüber gelernt werden. Im Bett sollte grundsätzlich nichts »geübt« werden, was den Schlaf verbessert. Üben ist mit Lernen verbunden (im Unterschied zum Können). Und Lernen ist mit Anstrengung verbunden, auch wenn manchmal der Weg dahin sehr locker erscheint. Sie sollten sich im Bett einfach schon entspannen können. Wenn Sie zu angespannt sind, sollten Sie das Bett lieber verlassen und versuchen, sich außerhalb wieder zu entspannen.

Und jetzt Sie!

Atemübung

Nehmen Sie sich ca. 15 Minuten Zeit, in denen Sie ungestört sind (vielleicht stellen Sie sich einen Wecker). Setzen Sie sich bequem hin und schließen Sie die Augen. Versuchen Sie, ruhig zu atmen, und achten dabei auf Ihren Atem. Achten Sie darauf, wie der Brustkorb sich hebt und wieder senkt. Spüren Sie beim Ausatmen in den Bauch hinein. Wenn sich Gedanken aufdrängen, versuchen Sie, sie stehen zu lassen und sich wieder auf den Atem zu konzentrieren. Vielleicht hilft Ihnen dabei der Satz »Das Atmen ist jetzt wichtiger«. Am Ende der Übung können Sie Lockerungsübungen machen (z. B. Schulterkreisen).

8.4 Entspannung beginnt am Tage

Wenn wir unseren Nachtschlaf verbessern wollen, müssen wir vor allem unser Verhalten tagsüber ändern. Dies klingt zunächst etwas erstaunlich, da der Nachtschlaf zeitlich vom Tag doch weit entfernt scheint. Tatsächlich ist es so, dass wir nachts beim Einschlafen das abrufen, was wir tagsüber erlebt haben. Die Nacht ist der sozusagen der Spiegel des Tages. Wenn wir tagsüber angespannt sind und alles im Schnelltempo erledigen, wenn wir immer mehr Dinge gleichzeitig tun und wenn wir ständig befürchten müssen, den Überblick zu verlieren und die Erledigungen eigentlich nur noch nach Priorität anordnen und nicht mehr nach Lust und Laune, dann sind wir angespannt. Termindruck, Zeitdruck, Leistungsdruck! Druck erzeugt Gegendruck und den nennen wir Anspannung. Wenn wir tagsüber angespannt sind, ist es schwierig, in der Nacht herunterzufahren. Wenn wir uns tagsüber ärgern und nicht mehr zur Ruhe kommen, ist es schwierig, nachts schnell abzuschalten. Der Körper kann immer nur das abrufen, was er kennt. Wenn er tagsüber nur Hetze kennt, kann er nachts nicht zur Ruhe kommen. Sie fangen also schon morgens an, den Nachtschlaf vorzubereiten.

! Wenn wir unseren Nachtschlaf verbessern wollen, müssen wir unser Verhalten tagsüber ändern.

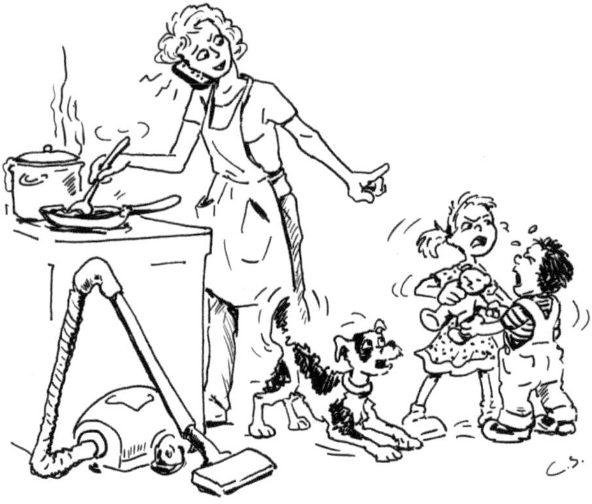

Abbildung 14 zeigt eine exemplarische Kurve über den Tag, die Aktivität und Ruhe darstellt. Hier ist nicht die körperliche Aktivität gemeint, sondern die psychische. Wir können es auch als Stresskurve bezeichnen. Wenn man also den ganzen Tag am Computer sitzt und angestrengt arbeitet, kann eine hohe Aktivität verzeichnet werden, auch wenn der Körper ruhig ist. Wenn man hingegen entspannt joggt und es genießt, kann eine Pausenaktivität eingezeichnet werden.

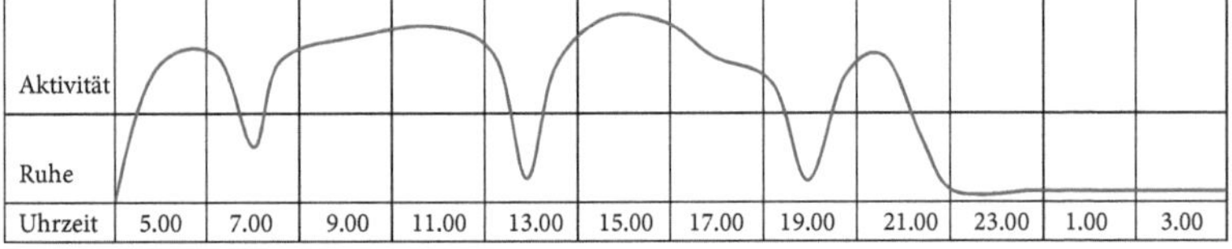

Abbildung 14 Exemplarische Ruhe- und Aktivitätskurve

Man sieht anhand der Aktivitätskurve, dass die Person relativ rasch nach dem Aufstehen aktiv wird. Es wird dann eine kleine Pause zum Frühstück gemacht, dann geht es weiter bis mittags. Hier kann eine kurze Pause verzeichnet werden. Die nächste Pause sieht man dann in den Abendstunden, wo wahrscheinlich wieder gegessen wird. Die Aktivität geht weiter bis 22.00 Uhr, dann kommt die Person zur

Ruhe. Sie geht um 23.00 Uhr ins Bett und steht um 5.00 Uhr auf. Bei dieser Kurve fällt auf, dass die Person kaum Pausen macht und über den Tag verteilt ein hohes Stressniveau zeigt. Dies könnte sich negativ auf den Schlaf auswirken, wenn nicht an anderen Tagen, zum Beispiel am Wochenende, für Ruhepausen gesorgt wird.

Ein wichtiger Nährboden für so viel Aktivität und Anspannung sind die in Abschnitt 4.5.2 erwähnten Eigenschaften: Perfektionismus, dem Gefühl der Verantwortlichkeit und Harmoniebedürfnis. Überlegen Sie, wie viel Ihrer Aktivität aus dem Wunsch heraus entsteht, es den »anderen« recht zu machen, der Angst nichts falsch zu machen und dem Verantwortungsgefühl für alles. Erlauben Sie sich, weniger zu tun und mehr an sich zu denken.

8.5 Bedeutung der Aktivität

Während wir einerseits Ruhe brauchen, um Schlafen zu können, benötigen wir andererseits auch Aktivität, um die Ruhe zu spüren. Zu viel Ruhe und Entspannung kann auch zu gestörtem Schlaf führen. Dies kann bei Einsamkeit oder bei einem Mangel an Bewegung der Fall sein. Struktur, Ansprache und Aktivität sind genauso wichtig für einen guten und durchgehenden Schlaf wie Entspannung.

Gerade Insomniepatienten neigen dazu, sich »zu schonen«. Dies gilt besonders für die Abendstunden, in denen Stress lieber vermieden wird, um den Schlaf nicht zu gefährden. Viele lehnen Einladungen am Abend ab, einmal weil sie zu schlapp sind, aber auch weil sie sich lieber zurückziehen. Besonders dramatisch ist ein Mangel an Aktivität, wenn er mit zu wenig sozialer Stimulation verbunden ist. Wenn keiner da ist, mit dem man sich austauschen kann, muss oft der Fernseher herhalten und damit ist zumindest eine körperliche Inaktivität verbunden. Ideal ist, besonders in den Morgenstunden körperlich aktiv zu werden, und zwar draußen.

Und jetzt Sie!

Versuchen Sie, relativ rasch nach dem Aufstehen hinaus zu gehen. Ideal wäre Sport, aber ein Spaziergang ist auch schon empfehlenswert. Sie setzen dem Körper durch die Bewegung an der frischen Luft damit ein Zeitgeber-Zeichen »Jetzt bin ich wach und aktiv« und tanken (was fast noch wichtiger ist) vor allem Sonnenlicht.

Wir brauchen immer wieder Pausen, wir können nicht über eine beliebige Zeitspanne dasselbe Level an Aufmerksamkeit halten. Wenn wir diese Rhythmen ignorieren und versuchen, immer auf demselben Level zu funktionieren, geht das zu Lasten unserer Fähigkeit zu entspannen. Wir werden auf Dauer ausgebrannt. Wir sollten also für einen Wechsel zwischen Aktivität und Ruhe sorgen. Wir sollten gefordert sein, aber nicht überfordert, wir sollten Pausen nehmen und sie auch nutzen. Erst wenn der Körper tagsüber den Unterschied zwischen Aktivität und Ruhe erkennt, kann er nachts lernen, durch die Schlaftür zu kommen.

Und jetzt Sie!

Wie sieht Ihr Alltag aus, gönnen Sie sich ausreichend Ruhe? Wenn Sie wollen, können Sie für sich eine Ruhe-und Aktivitätskurve aufmalen. Nehmen Sie einen normalen Wochentag und fangen Sie an zu zeichnen. Als nächstes können Sie ihre Wunschkurve aufzeichnen. Fallen Ihnen Unterschiede im Verlauf auf? Haben Sie zu wenig Ruhe? Oder ist zu wenig Aktivität vorhanden?

Es gibt keine »biologische« Norm, wie viel Ruhe und Aktivität ein Mensch täglich braucht. Und natürlich gibt es individuelle Ruhe-Aktivitätskurven. Wichtig ist vor allem der regelmäßige Wechsel zwischen Ruhe und Aktivität, zu viel Stress einerseits und zu viel Inaktivität andererseits sind der Schlafqualität abträglich.

8.6 Pausen sind unsere Tankstellen

Was bedeutet es, Pausen zu machen? Müssen wir uns Zeit für Entspannungsübungen nehmen? Kann ich dies überhaupt in meinem Alltag einbauen?

Definition

Die **Chronobiologie** beschreibt neben den circadianen Rhythmen (also den Rhythmen, die einem Tag entsprechen) auch ultradiane Rhythmen. Diese Rhythmen sind schneller als 24 Stunden unter Umständen auch schneller als zwölf Stunden. Neugeborene schlafen beispielsweise in mehreren Zyklen. Auch unsere Aufmerksamkeit und Konzentration ist ultradianen Schwankungen unterworfen.

Wie oben erklärt, unterliegen wir nicht nur einem circadianem Rhythmus, sondern auch ultradianen Rhythmen. Wir sind keine Festplatten, die mit immer gleicher Geschwindigkeit und Kapazität funktionieren, sondern unsere Fähigkeiten wie Konzentration, Aufmerksamkeit und auch die Wachheit funktionieren eine gewisse Zeit lang, sind dann aber erschöpft und müssen sozusagen wieder aufgeladen werden. Dieses Bedürfnis nach Pausen kann man entweder ignorieren oder ihm nachgeben. Je sinnvoller Sie lernen, Pausen zu machen und sie zu nutzen, desto effektiver können Sie anschließend wieder weiter machen. Bei den Pausen können wir zwischen den großen und den kleinen Pausen unterscheiden. Eine Begrifflichkeit, die den meisten noch von der Schulzeit her bekannt sein dürfte. Die großen Pausen werden in der Regel mit Nahrungsaufnahme aufgefüllt, dass ist morgens, mittags und abends. Je nach Kultur kann dies üppiger oder auch spärlicher ausfallen. Der schon lange andauernde Trend, die Nahrungsaufnahme in unsere alltäglichen Verpflichtungen zu integrieren, kann diese bewussten Pausen zerstören. Wir essen und trinken im Gehen oder beim Arbeiten. Nahrung wird nebenbei aufgenommen, während der Blick auf den Bildschirm gerichtet ist. Dieser Trend bringt vor allem Zeitersparnis, man muss sich nicht mehr umständlich hinsetzen, um zu essen, das kann so nebenbei passieren. Letztendlich führt es aber auch dazu, dass wir uns für das Essen keine Zeit mehr nehmen und diese Zeit in andere Verrichtungen oder Verpflichtungen stecken. Wir können nicht mehr **entschleunigen** während des Alltags. Neben den großen gibt es auch die kleinen Pausen. Versuchen Sie, bewusster auch die kleinen Pausen zu machen. Vielleicht stellen Sie sich hierfür eine Weckfunktion. Wenn Sie beruflich bedingt Pausen machen, versuchen Sie diese auch so zu nutzen und erledigen nicht andere Dinge währenddessen. Vielleicht wissen Sie gar nicht, wie Sie Ihre Pausen gestalten können? Sie sollten sie zumindest mit etwas Angenehmen füllen. Pausen müssen nicht lang sein, es reichen fünf oder zehn Minuten, aber wir brauchen diese kurze Einheiten über den Tag verteilt, um den Abfall der Spannung, das heißt die Entspannung, zu üben.

8.7 Wann und wie oft Entspannung üben?

Wie soll Entspannung geübt werden? Die Entspannungsübungen sind doch so aufwendig, wie soll ich dies in meinen Alltag integrieren? Ich kann mich doch nicht immer aus der Arbeit davonstehlen?

Entspannungsübungen sollten nicht zu einer Pflicht werden wie andere Aufgaben, sie sollten vielmehr Ihre natürlichen Pausen bilden. In den Entspannungsübungen sollten Sie lernen, »herunterzukommen«, sich »zu sammeln«, Pausen zu machen. Dies müssen wie gesagt keine langen Einheiten sein. Es ist nicht notwendig, dass Sie sich jedes Mal 30 Minuten Zeit nehmen, es reichen manchmal ein paar Minuten, um sich zu entspannen. Entspannung bedeutet hier, die Spannung zu reduzieren.

Beispiel

Herr F. hat im Rahmen einer Schlafberatung an der Insomnietherapie teilgenommen. Er kann sich jedoch nicht vorstellen, wie er die Entspannungsübungen in seinen Alltag integrieren soll. Er ist Lehrer und eigentlich non-stop beschäftigt, da er auch noch

Fortbildungen gibt. Er kann sich doch vor den Schülern nicht einfach anfangen zu entspannen? Wir konnten dennoch mehrere Momente erarbeiten, in denen er seine Möglichkeiten der Entspannung in den Alltag einbauen konnte. Es fing morgens an, wo er feststellte, dass er durch das frühere Aufstehen mehr Zeit hatte und in Ruhe seinen Kaffee trinken konnte. Er lernte es dann, sich auf dem Weg zur Arbeit in der U-Bahn zu entspannen, und fand schließlich Möglichkeiten, einige Pausen tatsächlich für sich zu nutzen. Er lernte es, gezielt auf seine Atmung zu achten oder an ein schönes Thema zu denken. Je mehr er übte, desto schneller gelang es ihm, in die Entspannung zu kommen. Schließlich bemerkte er sogar, dass er die stille Arbeit der Schüler für sich zur Entspannung nutzen konnte.

Für die Umsetzung der Entspannung kann man folgende Regeln benutzen:

- Fangen Sie mit einer kurzen Entspannungsübung an, zum Beispiel einer Atemübung.
- Versuchen Sie, diese so oft wie möglich in den Alltag einzubauen.
- Machen Sie die Übungen zunächst morgens, mittags und abends.
- Eventuell finden Sie später auch am Vormittag oder nachmittags ein bisschen Zeit dafür.
- Versuchen Sie, einmal am Tag über eine längere Zeit (mindestens eine Stunde) etwas zu tun, bei dem Sie abschalten und sich entspannen können.
- Geben Sie sich Zeit, der Körper muss sich erst langsam an die Entspannung gewöhnen.
- Achten Sie auf eine Ausgeglichenheit zwischen Aktivität und Ruhe, versuchen Sie, den Unterschied bewusst wahrzunehmen.

Wenn Sie gelernt haben, sich immer weiter zu entspannen, können Sie versuchen, normale Tätigkeiten mit Entspannung zu verbinden. Fangen Sie mit Händewaschen an, versuchen Sie, andere Routinetätigkeiten entspannt zu machen.

9 Schlafförderndes Verhalten

In diesem Kapitel werden schlafhygienische Maßnahmen vorgestellt. Was ist sinnvoll? Was kann man vernachlässigen und was kann dem Schlaf sogar schaden? Die folgenden Vorschläge sind als Empfehlungen zu werten, die sich im Laufe der jahrelangen Erfahrungen mit Insomniepatienten bewährt haben.

9.1 Zum Thema Schlafhygiene

Schlafstörungen sind eine der häufigsten Beschwerden in der Medizin überhaupt. Es gibt Studien, die zeigen, dass ca. 30% der Bevölkerung unter Schlafstörungen leiden. Angesichts dieser hohen Zahlen ist es nicht verwunderlich, dass Hilfe für den gesunden Schlaf überall erhältlich ist. Sie wird in Zeitschriften angeboten und im Internet. Fast jeder Ratgeber bietet auch schlafhygienische Tipps. Aber was ist mit dem Begriff der Schlafhygiene eigentlich gemeint? Wer hat sie erfunden und ist dieser Begriff überhaupt in irgendeiner Weise wissenschaftlich belegt?

Begriffsklärung. Der Begriff Schlafhygiene wurde in den 1970er-Jahren von einem bekannten Schlafforscher erstmals benutzt und wird seitdem immer wieder übernommen. Es sind Maßnahmen, die gemeinhin empfohlen werden, ohne dass sie richtig getestet worden sind. Worauf basieren also schlafhygienische Maßnahmen? Was bewirken sie? Schlafhygienischen Maßnahmen gehören zu einem Katalog von Verhaltensweisen, welche die Schlafqualität verbessern, aber für sich alleine genommen keine Insomnie heilen. Man könnte es mit der Zahnhygiene vergleichen, es handelt sich um Empfehlungen, die die Zähne schützen, aber natürlich keine heilende Funktion an sich besitzen. Zur Zahnhygiene gehören Maßnahmen wie regelmäßiges Zähneputzen oder das Vermeiden von zu viel Schokolade. Leider bekommen auch Personen, die dies befolgen, Karies. Ähnlich ist es bei der Schlafhygiene. Die meisten Insomniepatienten halten sich sehr streng an allgemeine schlafhygienische Maßnahmen, schlafen aber doch schlechter als diejenigen, die sie noch nicht mal kennen, geschweige denn befolgen. Es gibt Menschen, die z. B. abends einen Espresso trinken, nachdem sie reichlich gegessen haben, und dann gut schlafen. Wie sollte man also Schlafhygiene bewerten?

Wie in Kapitel 6 erklärt, wird die Insomnie als solche unter anderem durch die Angst vor dem Nichtschlafenkönnen aufrechterhalten. Therapeutisch folgt daraus, dass Wissen um die Behandlungsmöglichkeiten einer Insomnie die Angst vor dem Nichtschlafenkönnen reduziert. Je mehr der Betroffene weiß, wie man Schlaf effektiv und nachhaltig verbessert, desto geringer wird die Sorge um die Schlaffähigkeit. Die wesentlichen Faktoren, die den Schlaf verbessern, sind die Wachzeit vor der Schlafenszeit (siehe Bettzeitenrestriktion) und die Entspannungsfähigkeit. Alle anderen Tipps, wie zum Beispiel Zeitpunkt und Art des Essens am Abend, Kaffeekonsum, Sport usw., haben keinen nachgewiesenen Effekt auf Schlaf bei Insomniebetroffenen. Im Gegenteil, viele dieser Regeln schmälern die Lebensqualität und verunsichern Betroffene, indem sie ihr Leben immer mehr auf die Ver- und Gebote um den Schlaf herum einengen. Dabei ist nichts so förderlich für den Schlaf wie ein ungezwungener und ausgeglichener Tag. Nun stellt sich die Frage: Kann man denn gar nichts weiter raten? Doch, das kann man, aber es sind Empfehlungen und keine medizinischen Gebote.

9.2 Welche schlafhygienischen Regeln befolgen Sie?

Wann haben Sie das letzte Mal in einer Zeitschrift gelesen, was alles dem Schlaf schadet? Was haben Sie dort gefunden? Was haben Sie im Internet recherchiert? Haben Sie Dinge ausprobiert und hat es Ihnen geholfen? Welche schlafhygienischen Maßnahmen kommen Ihnen merkwürdig vor? Gibt es Maßnahmen, die Ihren Alltag verändern oder Ihre Lebensqualität einschränken? Die Aufzählung unten zeigt eine Reihe von bekannten schlafhygienischen Regeln. Sie können diejenigen ankreuzen, die Sie für sinnvoll erachten.

Und jetzt Sie!

Schlafhygienische Regeln

Was schätzen Sie ein? Sinnvoll oder nicht? Machen Sie in jeder Zeile ein Kreuz.

Verhaltensmaßnahmen bei Insomnie (chronischer Schlafstörung)	sinnvoll	nicht sinnvoll
Ich muss jeden Abend zur selben Zeit ins Bett gehen.		
Ich darf nicht zu spät essen.		
Ich darf keinen Alkohol trinken.		
Ich muss auf Kaffee verzichten.		
Ich sollte morgens viel Licht tanken.		
Man sollte vor Mitternacht ins Bett gehen.		
Ich brauche eine einigermaßen ruhige Schlafumgebung.		
Ich sollte nicht länger als sechs bis sieben Stunden im Bett liegen.		
Ich darf keinen Fernseher im Schlafzimmer haben.		
Ich darf abends vor dem Zubettgehen nicht einschlafen (zum Beispiel auf dem Sofa).		
Ich sollte möglichst wenig Strom im Schlafzimmer haben.		
Ich sollte nachts nicht auf die Uhr sehen, wenn ich spontan aufwache.		
Einschlafrituale sind wichtig für rasches Einschlafen.		
Ich sollte tagsüber nicht schlafen.		

Verhaltensmaßnahmen bei Insomnie (chronischer Schlafstörung)	sinnvoll	nicht sinnvoll
Ich sollte tagsüber für ausreichend Pausen und Entspannung sorgen.		
Ich sollte mich immer wieder über Schlaf und Schlafstörungen informieren.		
Ich sollte mich am Abend schonen und nur noch ruhige Dinge machen.		
Ich darf vor dem Einschlafen wegen des Blaulichtanteils nicht meinen Laptop oder den Computer benutzen.		
Ich sollte abends keinen Sport mehr machen.		

Sie können Ihre Antworten nun mit der Auflösung im Anhang vergleichen und stellen eventuell fest, dass Sie bei einigen Regeln auf das Falsche getippt haben. Einige dieser Regeln werden im Weiteren in diesem Kapitel besprochen.

Essen. Wir alle kennen die Erfahrung, nach einer reichhaltigen Mahlzeit relativ müde zu werden. Bei einigen kann dies so ausgeprägt sein, dass sie sogar einschlafen. Dies kann der übliche Mittagsschlaf sein bei Personen, die nicht mehr im Berufsleben sind, oder auch ein Einnicken abends auf dem Sofa. Diese Müdigkeit nach dem Essen kann man sich zunutze machen, indem man zum Beispiel relativ spät abends isst und anschließend keine anstrengenden Dinge mehr macht, sondern den Abend einfach ausklingen lässt. Es ist nicht erwiesen, dass spätes Essen dem Schlaf per se schadet. Es ist auch nicht erwiesen, dass der Verzehr von bestimmten Nahrungsmitteln einen negativen Einfluss auf den Schlaf hat. Falls Sie keine grundsätzlichen Probleme mit der Verdauung haben, kann alles auch abends gegessen werden, ohne dass der Schlaf dadurch beeinträchtigt wird. Noch einmal: Es gibt keine Nahrungsmittel, die nachweislich dem Schlaf schaden.

Alkohol. Alkohol ist ein klassisches Beruhigungsmittel. Nach Einnahme fühlt man sich in der Regel entspannter und ruhiger. In vielen Ländern gehört Alkohol zur Esskultur dazu. In diesen tolerablen Maßen ist er für den Schlaf nicht schädlich, kann allerdings bei einigen Personen auch einen wachmachenden und aufputschenden Effekt haben. Alkohol sollte bei Schlafstörungen in größeren Mengen gemieden werden, da sie zu einem sogenannten Früherwachen führen können. Durch eine ungewohnt große Menge an Alkohol, die der Körper abbauen muss, kann es zu einer Aufwachreaktion mit anschließenden Einschlafstörungen kommen.

Bettzeiten. Wann gehe ich am besten ins Bett und wann stehe ich auf? Die Frage stellt sich vor allem Schlafgestörten. Schlafgesunde bleiben so lange im Bett, wie sie Zeit und Muße haben. Für einen Schlafgestörten ist jedoch Wachsein im Bett in der Regel unangenehm bis qualvoll. Zu lange Bettzeiten können zu ungewollten Wachzeiten in der Nacht führen. Die Frage nach den Bettzeiten ist von daher eine therapeutische Frage, wenn man eine Insomnie hat. Tatsächlich sollten sich unsere Bettzeiten an das Schlafbedürfnis anpassen. Die Idee, immer zur selben Zeit ins Bett zu gehen, rührt von der Vorstellung, dass man den Einschlafzeitpunkt timen kann. Dies ist aber nicht möglich. Niemand erlebt jeden Tag und Abend dasselbe und niemand ist von daher immer zur selben Zeit müde. Die Empfehlung, immer zur selben Zeit ins Bett zu gehen, hat also keine therapeutische Grundlage. Idealerweise entwickeln wir ein Gespür dafür, wie lange wir schlafen können, und passen unsere Bettzeiten an die Schlafzeit an. Schlafgestörte sollten lange Wachzeiten im Bett auf jeden Fall vermeiden.

Schlafumgebung. Wir leben in einer Zeit, in der das eigene Schlafzimmer, das eigene Bett, ungestörte Nachtruhe und eine schlaffördernde Einrichtung eher die Regel als die Ausnahme sind. Dies war nicht immer selbstverständlich. Dennoch achten insbesondere Schlafgestörte sehr genau darauf, dass die Schlafumgebung optimal ist. Sie verdunkeln das Zimmer, entfernen unter Umständen elektronische Geräte und sorgen dafür, dass es zu der Zeit wirklich still ist. Viele Insomniebetroffene vermeiden es, in einer nicht passenden Schlafumgebung zu schlafen, da sie überzeugt sind, dann nicht einschlafen zu können. Dazu kann auch die Anwesenheit des eigenen Partners gehören, dessen Atemgeräusche oder die bloße Präsenz den eigenen Schlaf vermeintlich stören können. In Wirklichkeit kann der Mensch unter allen möglichen Umständen schlafen. Im Gegenteil, der Schlaf verschlechtert sich eher, je mehr wir die Umgebung dafür optimieren wollen. Wenn wir chronische Schlafstörungen haben, liegt dies extrem selten an *äußeren* Umständen. Grundsätzlich ist Schlaf möglich, auch wenn nicht alles völlig abgedunkelt ist, wenn elektronische Geräte in der Umgebung sind und wenn ein gewisser Geräuschpegel vorhanden ist. Es ist eine Frage der Einstellung zu Faktoren in der Umgebung, die wir als schlafstörend wahrnehmen, die uns unter unterschiedlichen Umständen schlafen lässt oder nicht.

Beispiel

Herr W. ist umgezogen und wohnt gegenüber einer Bäckerei. Die ersten Monate sind ihm die Geräusche an- und abfahrender Fahrzeuge nicht aufgefallen. Irgendwann fing er an, sich zu ärgern, weil er meinte, deswegen nicht schlafen zu können. Schließlich lauschte er schon im Vorfeld, wann die ersten Anlieferer ankommen.

Sport. Sport ist gesund, das ist allgemein bekannt. Wie verhält sich Sport zum Schlaf? Kann Sport Schlaf schaden? Die Antwortet lautet Nein. Sport hat eine aktivierende Funktion. Wir werden besser durchblutet, sind wacher und fühlen uns im besten Fall auch wohler. Unter Sport sind hier die normalen Sportarten gemeint, die im Amateurbereich betrieben werden. Laufen, Fahrradfahren, Wandern, Ballsportarten usw. schaden dem Schlaf nicht, auch wenn sie am Abend betrieben werden. Vielen Personen ist es eben nicht möglich, zu einer anderen Zeit als am Abend Sport zu machen, und die meisten sportlichen Events finden eher in den Abendstunden statt. Trotz der aktivierenden Funktion des Sports ist es möglich, anschließend zur Ruhe zu kommen und zu schlafen.

9.3 Einschlafrituale: gut oder schlecht?

Fast jeder von uns erinnert sich an kindliche Einschlafrituale. Dem Teddy einen Kuss geben, eine Gutenachtgeschichte hören oder unter dem Bett nachsehen, ob nicht irgendwelche Kobolde darunter liegen. Einschlafrituale werden unbewusst erledigt, sie bereiten den Körper darauf vor, dass Schlafenszeit ist. Das Einschlafritual fängt in der Regel mit der Nachttoilette an und hört mit dem Lichtausschalten auf. Wenn die Einschlafrituale einsetzen, wissen wir, dass nichts mehr zwischen uns und dem Schlaf steht, keine Pflichten, keine Aufregungen, der Schlaf wird quasi eingeleitet. Lerntheoretisch würde man Einschlafrituale als sogenannte Hinweisreize verstehen. Wir lernen oft eine Kombination von Reizen, entweder werden zwei Reize zur selben Zeit angeboten oder zeitlich versetzt. Wenn wir das Tuten eines Zuges hören, wissen wir, dass einer kommt und bleiben am Bahnübergang stehen oder drehen uns in Richtung des einfahrenden Zuges. Dies geschieht automatisch, ohne dass wir uns dazu extra disziplinieren müssen. Das Einschlafritual hat eine ähnliche Funktion. Der Körper lernt, dass nach diesen Ritualen Schlaf folgt. Insbesondere bei Kindern haben Einschlafrituale einen Sinn. Sie werden schon durch die Rituale beruhigt, zum Beispiel durch das Vorlesen einer Geschichte, beginnen zu entspannen und schlafen im besten Falle auch ein. Irgendwann im Laufe der Jugend werden diese Rituale weggelassen oder durch andere ersetzt. Die Frage ist, brauchen wir als Erwachsene Einschlafrituale?

Beispiel

Frau L. hat massive Einschlafstörungen. Sie hat gelesen, dass Einschlafrituale da helfen würden. Sie hört nun jede Nacht beim Einschlafen ein Hörbuch. Das beruhigt sie, sie schläft deswegen jedoch auch nicht schneller ein. Sie hat aber mittlerweile Angst, dies zu unterlassen, da sie befürchtet, dann noch schlechter einzuschlafen.

Einschlafrituale können unterschiedliche Formen annehmen. Patienten berichten von einer Tasse Milch, die getrunken wird, lesen, Hörbücher hören oder Entspannungsübungen machen. Sind Einschlafrituale bei chronisch Schlafgestörten problematisch? Wie in dem oben beschriebenen Fall gibt es viele Insomniebetroffene, die regelmäßig Einschlafrituale durchführen, ohne Erfolg. Ein Grund hierfür ist sicher, dass durch das Einschlafritual weniger der Schlaf eingeleitet wird als mehr die Gewissheit, nicht schlafen zu können. Das Einschlafritual hat hier fast etwas Beschwörendes vor dem Hintergrund der Angst, es alleine »nicht zu schaffen«. Wenn Sie an Insomnie leiden, sollten Sie also eher von speziellen Einschlafritualen absehen. Sie sollten versuchen, ca. eine halbe Stunden vor der Zubettgehzeit zur Ruhe zu kommen und dann zur gegebenen Zeit ins Bett gehen, ohne Ritual, einfach so.

! Einschlafrituale haben bei Insomniebetroffenen eher den Effekt, dass sie die Schlafstörung einleiten.

9.4 Auf die Uhr gesehen

Sehen Sie noch nachts auf die Uhr, wenn Sie spontan aufwachen? Was macht das mit Ihnen? Können Sie danach eher schneller einschlafen oder sind Sie länger wach?

Beispiel

Frau G. sieht nachts immer sofort auf die Uhr, wenn sie aufwacht. Sie kann es nicht lassen, auch als der Therapeut ihr sagte, dass dies nicht gut sei und den Schlaf eigentlich nur verschlechtern würde. Es sei wie eine Sucht.

Viele chronisch Schlafgestörte sehen regelmäßig auf die Uhr, wenn sie nachts wach werden. Zum einen möchten sie wissen, wieviel Schlaf sie erreicht haben, und zum zweiten, wieviel Zeit sie noch zum Schlafen haben. In der überwiegenden Zahl der Fälle führt die nächtliche Zeitregistrierung allerdings zu einer Verschlechterung

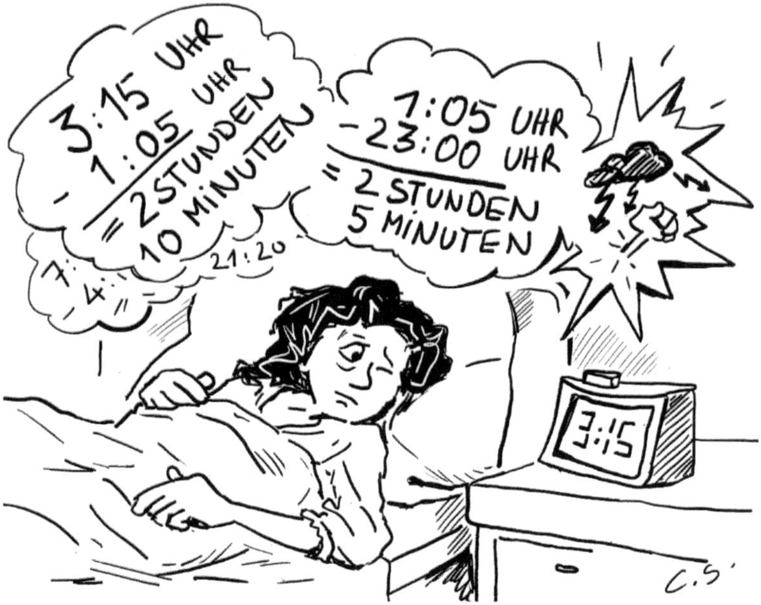

des Nachtschlafes, da dadurch das Wiedereinschlafen erschwert wird. Warum? Es hat zwei Gründe: Erstens, wenn wir nachts auf die Uhr sehen, müssen wir unser Gehirn aktivieren. Wir müssen die Uhrzeit lesen und sie interpretieren. Wir fangen dann unter Umständen an, zu rechnen und ziehen Schlussfolgerungen. Dies sind alles sogenannte kognitive Leistungen, also Anstrengungen des Denkens, die eher wach als müde machen. Wir machen uns also immer etwas wacher, wenn wir nachts auf die Uhr sehen, als wenn wir es unterlassen würden. Zweitens versuchen wir, Kontrolle über die Schlafdauer zu erhalten. »Habe ich es geschafft, ausreichend zu schlafen?«, »Bleibt mir noch genug Zeit?« Dies entspricht einem »Festhalten«, einem Klammern. Hingegen nicht auf die Uhr zu sehen, bedeutet hier, loszulassen, und das fällt vielen Insomniebetroffenen schwer. Es ist eigentlich nicht wichtig, wie spät es ist, wenn Sie in der Nacht aufwachen. Wenn Sie wach sind, sind Sie wach und wenn Sie wieder einschlafen können, wird dies passieren. Wenn Sie jedoch auf die Uhr sehen, verringert sich die Wahrscheinlichkeit, schnell wieder einzuschlafen, erheblich.

> **!** Lassen Sie die Uhrzeit »Uhrzeit« sein. Je weniger Sie auf die Uhr sehen, desto mehr können Sie loslassen. Je mehr Sie loslassen können, desto besser wird der Schlaf.

9.5 Wach im Bett, liegenbleiben oder aufstehen?

»Soll man während der Nacht nach spontanem Aufwachen liegen bleiben oder aufstehen? Und wenn aufstehen, nach wieviel Minuten?« Eine sehr häufig gestellte Frage, welche mit einer Verunsicherung einhergeht, nachts nichts »falsch« machen zu wollen. Liegenbleiben oder aufstehen?

Die Antwort lautet: aufstehen! Um Sie zum Aufstehen nachts zu motivieren, sollten Sie die theoretischen Grundlagen dieser Empfehlung kennenlernen. Es ist dann einfacher, sie umzusetzen. Diese Hintergründe betreffen die sogenannte → *Stimuluskontrolle*, das bedeutet, die Kontrolle von Reizen, die unser Verhalten mitbestimmen.

Ein Beispiel aus einem ganz anderen Verhaltensbereich. Nehmen Sie das Rauchen. Es gibt bestimmte Umgebungsfaktoren, die den Griff nach einer Zigarette bei einem Raucher begünstigen. Dazu mögen Gesellschaft von anderen Rauchern oder auch Kaffee gehören. Andere Umgebungsfaktoren sind, selbst bei Rauchern, nicht mit Zigarette assoziiert. Welcher Raucher würde sich spontan in einer Kirche eine Zigarette anzünden wollen. Die Verhaltenstherapie und die dafür zugrundeliegende Lerntheorie gehen von einer Verknüpfung von Reizkonstellationen (wie zum Beispiel einen Kaffee bei einem Raucher) und damit verbundenen Reaktionen (wie zum Beispiel dem Bedürfnis nach einer Zigarette) aus. Wenn man weniger Rauchen möchte, sollte man die »verführerischen« Reizsituationen meiden. Man würde damit versuchen, die »gefährlichen« Reize unter Kontrolle zu bringen. Nun zum Schlaf. Die wichtigste Voraussetzung für Schlaf ist Entspannung, und eine sehr wichtige Voraussetzung dafür ist Wohlfühlen. Sie sollten also den Ort, an dem Sie schlafen, zu einem Ort des Wohlfühlens gestalten. Im Sinne der Lerntheorie bedeutet dies, dass Sie an diesem Ort so wenig wie möglich unangenehme Dinge erleben. Überlegen Sie kurz, welche dieser folgenden Gefühle Sie schon im Bett erlebt haben.

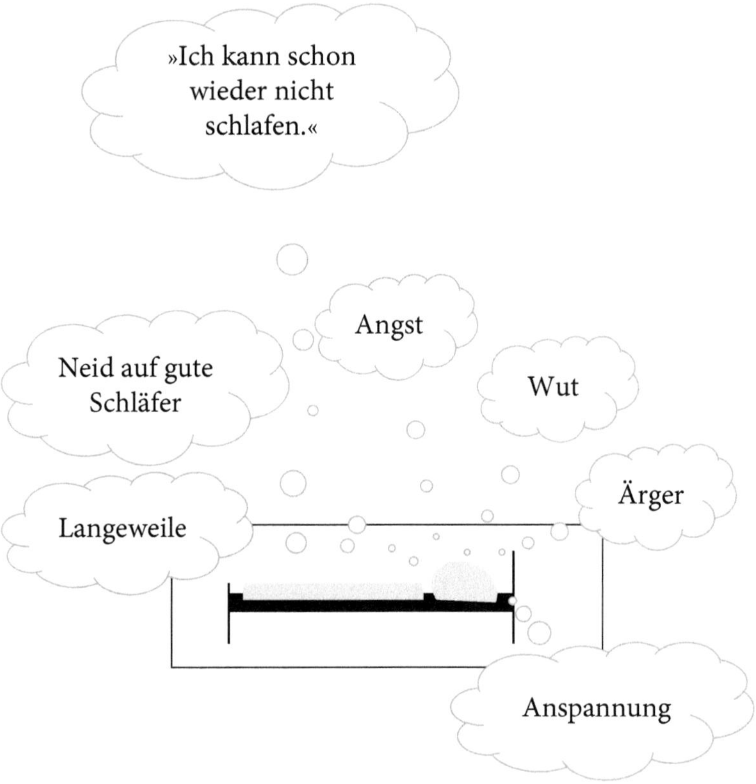

Abbildung 15 Negative Gefühle im Bett

Und jetzt Sie!

Nun überlegen Sie, wie oft Sie diese negativen Erlebnisse im Bett hatten. War es mehr als einmal in der Woche?

____

Je öfter Sie negative Erlebnisse an einem Ort hatten, desto schwieriger wird es, sich dort zu entspannen. Je häufiger Sie unangenehme Gefühle im Bett hatten, desto negativer sind die Assoziationen, die Sie mit dem Bett verknüpfen und desto schlechter können Sie sich entspannen. Das ist der Grund dafür, dass Insomniebetroffene auf einmal »hellwach« sind, wenn sie sich ins Bett legen, unabhängig von der Müdigkeit und Schläfrigkeit, die sie vorher verspürt haben (siehe Beispiel).

Beispiel

Frau P. ist müde und schläft fast auf dem Sofa ein. Sie schläft nachts schon seit Jahren schlecht. Sobald sie ihren Kopf auf das Kissen legt, ist sie wieder wach. Sie kann es sich nicht erklären und ärgert sich.

Daraus folgt die Empfehlung: das Bett von negativen Erlebnissen freihalten. Sie sollten nachts aufstehen, wenn Sie wach sind und sich anfangen zu ärgern oder unangenehm zu grübeln. Nachstehende Übersicht gibt eine Empfehlung für Verhalten nach dem nächtlichen Aufwachen.

Empfehlungen für Verhalten bei Insomnie (chronischer Schlafstörung) nach spontanem Aufwachen

- ruhig liegenbleiben und versuchen, sich zu entspannen
- an angenehme Dinge denken
- versuchen, die Wärme und die Geborgenheit im Bett zu genießen
- nicht auf die Uhr sehen
- wenn negative Gedanken auftauchen, versuchen, sie wegzuschieben
- Wenn Sie anfangen, sich zu ärgern, sollten Sie aufstehen.
- Versuchen Sie dann, etwas zu tun, was Sie nicht noch wacher macht.
- Sie sollten sich nicht belohnen (zum Beispiel durch Süßigkeiten oder spannende Computerspiele oder Filme)!
- Gehen Sie erst dann wieder ins Bett, wenn Sie drohen, außerhalb einzuschlafen.

Das Bett nachts zu verlassen, wenn man wach, aber eigentlich sehr müde und erschöpft ist, erfordert viel Disziplin. Und das ist genau das, wovon in Abschnitt 6.2 die Rede war. Diese Disziplin wird letztendlich durch einen besseren Schlaf belohnt. Je weniger Sie sich in Ihrem Bett ärgern, desto eher können Sie sich dort entspannen und desto besser wird Ihr Schlaf.

9.6 Ordnung ist das halbe Leben

Wie bekomme ich den Kopf leer? Wie schaffe ich es, loszulassen? Wenn der Kopf übervoll ist mit lauter Gedanken, Plänen oder Sorgen, macht es Sinn, sich Zeit zu nehmen und diese einmal stichprobenartig zu ordnen.

Und jetzt Sie!

Halten Sie inne, nehmen Sie sich Zeit und überlegen Sie, was Ihnen gerade durch den Kopf geht. Sind es unerledigte Dinge? Oder Sorgen, z. B. über Termine? Leiden Sie gerade unter einem Konflikt?

Vieles, was wir ständig im Kopf herumtragen, müsste nicht im Kurzzeitgedächtnis abgespeichert sein. Dafür gibt es nun »externen Speicherplatz« genug. Ordnung ermöglicht Überblick und Überblick ermöglicht Planung. Planung ermöglicht, dass wir den Kopf frei bekommen. Sicher können Pläne auch durchkreuzt werden. Generell kann Überblick den Alltag jedoch ungemein erleichtern. Nachfolgend werden Beispiele gegeben, wie Sie Ihren Alltag etwas übersichtlicher gestalten können. Das Thema Ordnung im Alltag kann hier natürlich nur sehr kurz angerissen werden. Zum Thema Simplifizierung des Alltags (»Simplify your life«) gibt es zahlreiche Fachliteratur.

Wichtiges von Unwichtigem unterscheiden lernen. Haben Sie eine gute Zeitstruktur? Wie planen Sie Ihren Alltag? Viele notieren sich alles, was irgendwie erledigt werden sollte und stehen somit immer vor einer langen Liste von unerledigten Dingen. Diese To-do-Liste wird nie kleiner und erzeugt Stress. Sie sollten versuchen, diese Listen so kurz wie möglich zu halten.

Und jetzt Sie!

Überlegen Sie, was diese Woche wichtig ist, und notieren Sie es in Ihrem Kalender, es sollten nicht mehr als drei Dinge sein.

____

____

Bei diesen Planungen sollten Sie auf Folgendes achten: Notieren Sie nur die wichtigen Dinge! Das heißt Dinge, die Sie nicht mehr aufschieben wollen oder können. Sinn der Übung ist zu lernen, Wichtiges von Unwichtigem zu unterscheiden und sich damit mehr Freiraum zu verschaffen. Freiraum für sich, Freiraum für Entspannung, Freiraum für Schlaf. Der Punkt Ordnung ist für die (Selbst-)Therapie wichtig. In Abschnitt 4.6 wurden bestimmte Persönlichkeitseigenschaften von Insomniebetroffenen besprochen. Dabei wurde deutlich, dass Personen mit einem Hang zum Perfektionismus eher dazu neigen, eine chronische Schlafstörung zu entwickeln, als Personen, die auch mal etwas »durchgehen« lassen. Ein weiterer Persönlichkeitszug ist die Tendenz, alles unter Kontrolle haben und nichts dem Zufall überlassen zu wollen. Genau deswegen ist es wichtig, den Alltag zu entlasten und zu vereinfachen! Wenn Sie sich in den Eigenschaften wiedererkennen, wäre es hilfreich, die Tagespläne abzuspecken und sich Raum für spontane Entscheidungen zu schaffen. Für die »Stunde ohne Plan«, in der Sie mal durchatmen können. Dabei sollte man lernen, sich so gut wie es geht zu beschränken. Versuchen Sie, so wenig wie möglich auf Ihrer To-do-Liste zu haben, und vertrauen Sie darauf, dass Sie die anderen Dinge schon regeln. Vertrauen Sie auf Ihre Spontaneität, auf Ihre Kreativität. Wenn Sie heute etwas nicht erledigt haben, werden Sie es eben morgen tun. Je weniger Sie auf Ihrer Liste stehen haben und je mehr Sie darauf vertrauen können, dass Sie Ihren Alltag dennoch geregelt bekommen, desto freier wird Ihr Kopf und desto mehr Zeit haben Sie für die angenehmen Dinge.

10 Wann habe ich die Insomnie überwunden?

In diesem letzten Kapitel geht es um den Umgang mit Rückschlägen und Tipps bei Nichtansprechen der Therapie. Außerdem werden Sonderformen der Insomnie besprochen.

10.1 Umgang mit »Rückschlägen«

Hat sich der Schlaf durch die (selbst-)therapeutischen Maßnahmen erstmal gebessert, hofft man natürlich, dass es immer so bleiben wird. Insgeheim ist der Wunsch da, für »immer« repariert zu sein, keine schlechten Nächte mehr zu haben und nie mehr Angst haben zu müssen, nicht schlafen zu können. Dies ist leider unrealistisch! Schlaf ist von so vielen Faktoren abhängig, wobei die Psyche mit eine der größten Rollen dabei spielt. So wie es unrealistisch ist, dass man jeden Tag gut gelaunt und entspannt ist, kann Schlaf nicht jede Nacht funktionieren. Es kann sein, dass es wieder Nächte ohne Schlaf gibt, in denen man sich wundert, warum sich der Schlaf trotz Müdigkeit nicht einstellt. Es kann sein, dass Sie zu früh aufwachen, dass Sie es sich nicht erklären können, warum Sie wieder nicht schlafen können.

> **!** Schlechte Nächte sind keine Rückschläge!

Schlaf ist eine Verhaltensweise des Körpers. Dieses Verhalten lässt sich nur indirekt beeinflussen. Allerdings haben Stress oder Entspannung eine direkte Wirkung auf die Art, wie wir schlafen. Stress verschlechtert den Schlaf und Entspannung verbessert den Schlaf. Manchmal meinen wir, dass wir eigentlich ruhig sind, dennoch können irgendwelche kleinen Stressoren in unserem Gehirn das Einschlafen stören. Dies ist mehr oder weniger normal. In diesem

Buch haben Sie Werkzeuge in die Hand bekommen, Ihren Schlaf dauerhaft zu verbessern. Wenn Sie wieder ein paar schlechte Nächte haben, sollten Sie dies zunächst als normale Schwankung sehen. Der Körper holt sich seinen Schlaf! Also nicht verzagen, wenn sich zwei, drei oder mehrere schlechte Nächte zeigen. Vor allem sollte dann versucht werden, kein Schlafmittel zu nehmen. In der Regel holt sich nach drei bis vier schlechten Nächten der Körper wieder seinen Schlaf. Diesen kompensatorischen Effekt würden Sie verpassen, wenn Sie ein Medikament nehmen würden. Unter Umständen schreiben Sie den Erholungsschlaf dann dem Schlafmittel zu und nicht der Fähigkeit Ihres Körpers, sich Schlaf zu holen. Falls Sie doch ein Schlafmittel nehmen sollten, dürfen Sie auch dies nicht als »Versagen« werten. Wenn Sie allerdings merken, dass sich wieder alles um den Schlaf dreht oder Sie sich aus Angst vor schlechtem Schlaf einschränken, sollten Sie versuchen, wieder mit der Bettzeitenrestriktion zu beginnen. Versuchen Sie dann, mit den Maßnahmen wieder von vorne anzufangen. Achten Sie auf einen regelmäßigen Aufstehzeitpunkt und bleiben Sie nicht länger als sechs Stunden im Bett liegen.

10.2 Mögliche Gründe für einen ausbleibenden Erfolg

Kann es sein, dass sich durch die Verhaltenstherapie für Insomnie keine Verbesserungen erzielen lassen? Und wenn, woran liegt es? Wenn Sie das Gefühl haben, dass sich der Schlaf einfach nicht verbessert, gibt es verschiedene Gründe, die dafür verantwortlich sein können. Viele Patienten sind der Meinung, dass sie die Maßnahmen richtig umgesetzt haben, weichen tatsächlich jedoch davon ab. In den therapeutischen Gruppenprogrammen werden Missverständnisse bezüglich der Umsetzung regelmäßig besprochen. Hier sind die häufigsten Fehler:

- **Unpünktliches Aufstehen.** Pünktlich aufstehen, auch wenn man kaum geschlafen hat, ist extrem schwierig. Wenn der Wecker ein paar Minuten vor 6.00 Uhr klingelt, sollte man kurz danach aufstehen. Nicht 15 Minuten später und schon gar nicht wieder einschlafen. Viele Betroffene sind der festen Überzeugung, dass sie regelmäßig aufstehen, weichen aber de facto von den Bettzeiten ab, indem sie doch später aufstehen. Auch wenn dies nur selten passieren sollte, mindert es den therapeutischen Effekt erheblich, da der Körper in der Zeit der Bettzeitenrestriktion sozusagen umprogrammiert werden sollte. Gerade bezüglich des Aufstehzeitpunktes sollte man also sehr diszipliniert sein.

- **Ungewolltes Einnicken am Abend.** »Ich habe nur kurz die Augen zugemacht, aber bestimmt nicht geschlafen.« Wer kann schon behaupten, wirklich wach gewesen zu sein? Nur derjenige, der entweder kontinuierlich Zeichen der Wachheit von sich gibt (zum Beispiel reden) oder derjenige der unter Überwachung der Gehirnwellen (EEG-Kontrolle) die Augen schließt und ruht. Ultrakurze oder auch minutenlange Schlafepisoden können in der Regel nicht wahrgenommen werden. Wenn Sie also abends auf dem Sofa kurz die Augen schließen, können Sie normalerweise nicht wissen, ob Sie geschlafen haben oder nicht. Dies kann allerdings eine Fehlerquelle sein und den Nachtschlaf verschlechtern.
- **Zu wenig Entspannung.** Die Bettzeitenrestriktion alleine kann die Einschlafzeit (auch nach nächtlichem Aufwachen) verkürzen, nicht aber die Insomnie heilen. Eine wichtige Fehlerquelle ist oft ein Mangel an Entspannung, an dem Sie arbeiten sollten. Haben Sie Ihren Alltag entschleunigt? Können Sie sich besser abgrenzen? Überfordern Sie sich noch? Machen Sie ausreichend Pausen?
- **Teufelskreis.** Den Teufelskreis Insomnie haben Sie dann verlassen, wenn Schlaf für Sie kein Thema mehr ist. Beobachten Sie sich noch bezüglich Ihrer Schlaffähigkeit? Denken Sie noch viel über das Thema Schlaf nach? Lesen oder informieren Sie sich noch über das Thema Schlaf und Insomnie? Dies ist einer der schwierigsten Punkte. Die wenigsten können die Angst vor dem Nichtschlafen einfach abstellen, bei den meisten Personen sitzt sie einfach zu tief. Aber Sie können mit jeder besseren Nacht Kraft schöpfen und vor allem nicht den Fehler machen, die Fortschritte als Glück oder Zufall abzuwerten. Jede Verbesserung des Schlafes geht auf Ihr Konto! Lassen Sie das Thema Schlaf und Insomnie immer weiter hinter sich.

- **Andere Schlafstörung.** Wenn sich trotz Einhaltung der Maßnahmen keine wesentliche Verbesserung des Schlafes zeigt, kann es sein, dass Sie noch eine andere Schlafstörung haben. In Frage kommen hier entweder eine schlafbezogene Atmungsstörung oder periodische Beinbewegungen im Schlaf. Diese beiden Krankheiten können zu Schlafunterbrechungen führen und können auch ohne die typischen Begleiterscheinungen wie zum Beispiel Übergewicht oder Restless-Legs-Syndrom auftreten. Ein typisches Merkmal wäre dann eine erhebliche Zunahme von Tagesmüdigkeit. So oder so können die Störungen durch einen Arzt abgeklärt werden.

Beispiel

Frau T. hat seit mehreren Jahren Schlafstörungen. Sie hat weniger Ein- als Durchschlafstörungen und leidet vor allem unter einer erhöhten Tagesmüdigkeit. Durch die Verhaltenstherapie hat sich die Müdigkeit drastisch verstärkt, sie konnte zwar besser ein- und durchschlafen, war aber extrem müde. Eine Abklärung der nächtlichen Atmung mit einem Apnoe-Screening-Gerät hat den Verdacht auf ein Schlafapnoe-Syndrom ergeben. Die Patientin wurde in einem Schlaflabor untersucht und schließlich behandelt. Nun konnte sie endlich erholsam durchschlafen und die Bettzeitenrestriktion erfolgreich durchführen.

- **Depression.** In seltenen Fällen ist eine unerkannte Depression dafür verantwortlich, dass sich der Schlaf trotz einer verhaltenstherapeutischen Maßnahme nicht verbessert. Depressionen sind eine sehr häufige Erkrankung in der Bevölkerung und leider nicht immer leicht zu diagnostizieren. Die Hauptsymptome sind eine gedrückte Stimmung und ein reduzierter Antrieb. Depressionen gehen in der Regel mit Schlafstörungen einher, typischerweise mit Früherwachen. Wenn sich durch die Verhaltenstherapie keine Besserung zeigt, kann eine Depression dafür verantwortlich sein, muss es aber nicht. Wenn Sie neben den Schlafstörungen unter Stimmungstiefs, Interessenverlust und anderen Symptomen einer Depression leiden sollten, ist es ratsam, diese abklären zu lassen.

10.3 Verhalten bei Insomnie und Schichtarbeit

Die typische Insomnie wird durch falsche Verhaltensweisen und Einstellungen aufrechterhalten. Wir haben hier einen Teufelskreis aus Ängsten bezüglich der Befindlichkeit am nächsten Tage, verstärkter Selbstbeobachtung bezüglich des Schlafes und schlechter Schlafqualität. Es gibt allerdings noch andere Formen der Insomnie. Dies betrifft beispielsweise die Schichtarbeit oder bei zusätzlichem Bestehen einer Depression.

Schichtarbeit bedeutet definitionsgemäß die Abweichung von den normalen Arbeitszeiten. Dabei wird je nachdem zwischen Früh-, Spät- oder auch Nachtschicht unterschieden. Schichtarbeit bedeutet darüber hinaus jedoch auch, dass die verrichtete Arbeit außerhalb der üblichen Arbeitszeiten im Rahmen einer Dienstleistung stattfindet. Dieses Merkmal ist wichtig, da wir normalerweise unsere Tätigkeit in der Regel nicht nach der Tageszeit richten, sondern nach unserer Bedürfnislage. Niemand würde bei einer stillenden Mutter, die nachts zu ihrem Kind geht, als Schichtarbeiterin sprechen. Die Frage, ob Erwerbstätigkeit, die außerhalb der normalen Arbeitszeiten stattfindet, der Gesundheit schadet, hat schon früh die Arbeitsmediziner, Chronobiologen und Schlafmediziner beschäftigt. Schadet es dem Körper, nachts zu arbeiten? Und wenn, was sind die Folgen?

Exkurs

Schichtarbeit und innere Uhr

Grundlegend für die Erforschung von Folgen der Schichtarbeit waren Erkenntnisse der Chronobiologie. Diese Disziplin befasst sich mit den Rhythmen biologischer Vorgänge und Prozesse. Besonders der Schlaf-Wach-Rhythmus zeigt eine Regelmäßigkeit. Die meisten Menschen gehen spät abends ins Bett und stehen mit Anbruch des Tageslichts auf. Viele hormonelle Körpervorgänge, wie zum Beispiel der Verlauf des Kortisols, zeigen dementsprechende Anstiege und Abfälle. Im letzten Jahrhundert wurden Menschen über mehrere Tage im Rahmen chronobiologischer Studien in einem Bunker (natürlich auf freiwilliger Basis) isoliert. Die Personen wurden einzeln untersucht und hatten keinerlei Informationen über die Tageszeit. Interessanterweise zeigten sie keinen 24-Stunden-Rhythmus, sondern ganz unterschiedliche Rhythmen. Allerdings blieb ein regelmäßiger Schlaf-Wach-Rhythmus erhalten. Was ist der Grund dafür, dass die Personen isoliert von äußeren Zeitgebern ihren Rhythmus nicht völlig verloren haben? Die Forscher gingen von einer oder mehreren inneren Uhren aus, welche die biologischen Vorgänge im Körper steuerten, dazu gehörte auch der Schlaf-Wach-Rhythmus. Was aber passiert, wenn wir gezwungen sind, nach ganz anderen Rhythmen zu leben, also weder nach unserer inneren Uhr oder nach dem Tag-Nacht-Wechsel. Kann dies langfristige Schäden verursachen? Die Forschung ist auf diesem Gebiet noch nicht soweit, endgültige Ergebnisse präsentieren zu können. Wir wissen, dass Schichtarbeit ein Faktor für gestörten Schlaf sein kann, aber eben nicht der einzige. Zum Beispiel kann der Schlaf nach einer Nachtschicht durch äußere Faktoren gefährdet sein und viele haben Probleme, im Vorfeld einer Frühschicht rasch einzuschlafen, da der Schlafdruck zu niedrig ist. Der Nachweis, dass durch jahrelange Schichtarbeit der Schlaf nachhaltig gestört ist oder durch die Zeitumstellungen organische Schäden verursacht werden, ist allerdings nicht erbracht.

Was sollte ich bei Schichtarbeit beachten?

Bei unregelmäßigen Bettzeiten sind folgende Dinge wichtig:

- **Ruhephasen.** Es mag verführerisch sein, am Tage aktiv zu werden, auch nach einer Nachtschicht, aber bedenken Sie, dass Ihr Körper wie nach einer Tagschicht Ruhephasen braucht. Planen Sie Einkäufe und Erledigungen zusammen mit Ihrem Schichtplan. Wann brauchen Sie Lebensmittel, gehen zur Bank usw.? Gönnen Sie sich die Ruhe nach einer Nachtschicht, es ist Ihre Freizeit.
- **Naps.** Je länger wir wach sind, desto höher wird der sogenannte Schlafdruck. Sie können einen zu hohen Schlafdruck durch

Naps reduzieren. Wenn Sie in die Nachtschicht müssen und befürchten, dass der Schlafdruck zu hoch werden sollte, können Sie die Naps gezielt einsetzen. Für die Beschreibung eines Naps siehe Abschnitt 7.6. Der Nap sollte nicht zu lang sein, nicht länger als 30 Minuten. Die wenigsten Arbeitnehmer können einen Nap während der Nachtschicht einlegen. Studien haben jedoch gezeigt, dass dies die Produktivität durchaus steigern kann.

- **Gefahr der Übermüdung.** Schlafmangel kann müde machen! Auch wenn Sie Ihre Arbeit gut bewältigen können, denken Sie daran, dass Sie noch einen Heimweg haben. Müdigkeit und vor allem ungewolltes Einschlafen kann sich manchmal erst in Ruhesituationen bemerkbar machen. Als Fahrer stehen Sie als erster in der Verantwortung für Ihre Fahrtauglichkeit.
- **Nicht alles ist schichtbedingt.** Wenn Ihr Schlaf schlechter werden sollte, kann dies an der Schichtarbeit liegen, muss es aber nicht. Denken Sie daran, dass viele Menschen in Schicht arbeiten, ohne deswegen Schlafstörungen zu entwickeln. Vielleicht gibt es auch andere Gründe. Wenn Sie vermehrt grübeln, könnte es sein, dass Sie etwas belastet. Wenn Sie eine starke Müdigkeit entwickeln, die sich auch an schichtfreien Tagen zeigt, sollten Sie Ihre Schlafqualität abklären lassen.
- **Morgen- oder Abendtyp?** Es gibt sie tatsächlich, diese Morgenmenschen, die abends früh müde werden, und die Eulen, die nachts nicht ins Bett und morgens nicht aus dem Bett zu kriegen sind. Extreme Morgen- und Abendmenschen sind selten. Allerdings haben die meisten Menschen eine Präferenz. Für die Schichtarbeit ist es wichtig, sich wenn möglich dieser Präferenz entsprechend einteilen zu lassen.

10.4 Insomnie und Schlafapnoe-Syndrom

Es gibt viele körperliche Gründe, warum man nicht schlafen kann. Ein Grund kann eine gestörte Atmung im Schlaf sein. Wenn der Verdacht besteht, dass Sie Atempausen im Schlaf haben, sollten Sie diese abklären lassen. Dies kann durch einen spezialisierten Arzt erfolgen, in der Regel besitzt dieser auch ein Apnoe-Screening-Gerät, mit dem man die Atmung ambulant untersuchen kann. Das bedeutet, Sie nehmen das Aufzeichnungsgerät mit nach Hause, legen es vor dem Schlafengehen an und bringen es am nächsten Tag zur Auswertung zu Ihrem Arzt. Wenn eine Schlafapnoe festgestellt werden sollte, sollten Sie diese auch behandeln lassen. Ein unbehandeltes Schlafapnoe-Syndrom schadet nicht nur dem Körper, sondern auch dem Schlaf. Sie sollten sich also auf die Therapie einlassen. Was aber ist, wenn Sie schon vorher Probleme mit dem Einschlafen hatten? Wird dies durch die Therapie nicht schlimmer?

Beispiel

Herr X. stellte sich in der Schlafambulanz wegen Ein- und Durchschlafstörungen vor. Er berichtet, schon Stunden vor dem Zubettgehen Angst vor dem Nichtschlafen zu haben. Nun wurde ein Schlafapnoe-Syndrom bei ihm festgestellt und er soll eine Beatmungsmaske bekommen. Wie soll er denn nun mit dieser Maske schlafen können, wenn er noch nicht mal ohne Maske schlafen kann?

Jeder, der Probleme mit dem Einschlafen hat, möchte natürlich die Bedingungen dafür optimieren. Das heißt, er möchte es sich so angenehm wie möglich machen. Eine Maske, die kontinuierlich Luft in die Nase bläst, ist für eine Person mit Einschlafstörungen ein erheblicher Störfaktor. Was kann man hier raten?

(1) Wenn Sie zu den Personen gehören, die eine Schlafapnoe und eine Insomnie haben, sollten Sie daran denken, dass Sie beide Störungen behandeln lassen sollten. Denn jede der Störungen hat wieder einen negativen Einfluss auf die andere. Die unbehandelten Atempausen stören die Schlafkontinuität. Das bedeutet, dass Sie unter Umständen durch die Atempausen wieder aufgeweckt werden, wenn Sie es geschafft haben einzuschlafen. Wenn Sie hingegen nur die CPAP-Maske nehmen und an einer unbehandelten Insomnie leiden, haben Sie unter Umständen

Probleme, überhaupt einzuschlafen. Versuchen Sie also, beides in Angriff zu nehmen.

(2) Besprechen Sie mit Ihrem Arzt, was für Ängste Sie in Bezug auf die Maske haben. Einige Personen leiden unter klaustrophobischen Ängsten, das heißt, sie spüren ein beklemmendes Gefühl der Enge unter der Maske. Dies kann man gut mit psychotherapeutischen Methoden behandeln.

(3) Sie sollten bei einer bestehenden schlafbezogenen Atmungsstörung zurückhaltend mit Schlafmitteln sein. Einige Schlafmittel verschlechtern die Atmung. Es kann also sein, dass Sie nach Einnahme eines Schlafmittels mehr Atempausen haben. Wenn Sie eine schlafbezogene Atmungsstörung und eine Insomnie haben, haben Sie umso mehr Gründe, eine Verhaltenstherapie für Insomnien zu machen.

Eine Insomnie und eine schlafbezogene Atmungsstörung sind also keine völlig voneinander unabhängigen Störungen, sondern können sich gegenseitig beeinflussen.

Anhang

Glossar

Auflösungen der Tests

Hinweise zum Online-Material

Sachwortverzeichnis

Glossar

Arousal:	ultrakurze Unterbrechung des Schlafes
CPAP:	kontinuierliche Überdruckbeatmung, Standardtherapie zur Behandlung eines Schlafapnoe Syndroms
Benzodiazepine:	Psychopharmaka mit überwiegend beruhigenden, schlaffördernden und angstlösenden Eigenschaften
Elektroenzephalogramm:	Aufzeichnung der Hirnströme
Hypersomnie:	krankhaft erhöhte Tagesmüdigkeit und -schläfrigkeit, die nicht durch subjektiv gestörten Schlaf erklärbar ist
Hypnogramm:	schematische Darstellung des Ablaufs der Schlafstadien über eine Schlafperiode
Hypnotikum:	Schlafmittel
Insomnie:	klassifizierte Schlafstörung mit folgenden Hauptsymptomen: gestörte Schlafqualität, Fokussierung auf den Schlaf und verminderte Tagesbefindlichkeit
Melatonin:	körpereigener Botenstoff, der bei Dunkelheit ausgestoßen wird
Mirtazapin:	Antidepressivum
Narkolepsie:	Schlafstörung, die mit erheblicher Müdigkeit, plötzlich einschießender Muskelschwäche tagsüber und ungewolltem Einschlafen einhergeht
Parasomnie:	Handlungen, die während des Schlafes auftreten, zum Beispiel Schlafwandeln
Polygraphie:	ambulante Messung der Atmung

Polyphasischer Schlaf: Schlaf-Wach-Rhythmus, welcher durch mehrere Schlafphasen gekennzeichnet ist

Polysomnographie: kontinuierliche Messung von physiologischen Signalen, die für die Bestimmung von Schlafstadien relevant sind

Psychopharmaka: Medikamente, die psychische Vorgänge beeinflussen

Pulmologisches Schlaflabor: Schlaflabor, in dem überwiegend Lungenfachärzte arbeiten

Rebound Insomnie: Verschlechterung der Schlafstörung nach Absetzen eines Schlafmittels

REM-Schlaf Schlafstadium, das sich durch rasche Augenbewegungen auszeichnet

Restless-Legs-Syndrom: neurologische Störung, die mit einem unangenehmen Gefühl in den Beinen einhergeht und zu einem erhöhten Bewegungsdrang der Beine führt

Schlafapnoe-Syndrom: Störung der Atmung im Schlaf

Schlafhygiene: Katalog von Verhaltensmaßnahmen zur Optimierung der Schlafqualität

Schlaflabor: Untersuchungseinheit für Schlaf

Schlaflatenz: Einschlafzeit, die Zeitdauer vom Lichterlöschen bis zum Auftreten von Schlaf

Stimuluskontrolle: verhaltenstherapeutische Methode, die den Umgang mit Wachzeiten im Bett regelt

Verhaltenstherapie: psychotherapeutisches Verfahren, welches problemzentriert Verhalten und Denken ändert

Vigilanzstadium: Grad der gezeigten Wachheit

Zolpidem: Schlafmittel

Zopiclon: Schlafmittel

Auflösungen der Tests

Abschnitt 3.8: Test zur Beurteilung einer gesunden Schlafhygiene

Meine Verhaltensweisen	Ja	Nein
▶ Ich gehe nur ins Bett, wenn ich das Gefühl habe, schlafen zu können. Grundsätzlich sollte man nur ins Bett gehen, wenn man auch der Meinung ist, schlafen zu können (s. Stimuluskontrolle 9.5.).	☺	☹
▶ Es kommt vor, dass ich abends vor dem TV einnicke. Einnicken vor der geplanten Bettzeit kann den Schlafdruck erheblich vermindern und sollte unbedingt vermieden werden.	☹	☺
▶ Ich schaue nachts auf die Uhr, wenn ich nicht schlafen kann. Man sollte nachts nach dem Aufwachen nicht auf die Uhr sehen, dies kann das Wiedereinschlafen verschlechtern (s. Abschn. 9.4).	☹	☺
▶ Ich bleibe morgens gerne im Bett liegen, vor allem wenn ich schlecht geschlafen habe. Lange Liegezeiten und in den Tag hineinschlafen können den nächsten Nachtschlaf verschlechtern.	☹	☺
▶ Ich informiere mich gerne und regelmäßig über Neues zum Thema Schlaf und Schlafstörungen. Die meisten Informationen über Schlaf und Schlafhygiene verunsichern. Besonders im Internet kann man sich nach einer Recherche noch kränker fühlen.	☹	☺
▶ Ich treibe regelmäßig Sport oder sorge zumindest für ausreichend Bewegung tagsüber.	☺	☹

Meine Verhaltensweisen	Ja	Nein
Regelmäßiger Sport ist immer gut, auch für den Schlaf.		
▶ Ich trinke Alkohol, um besser schlafen zu können. Zum Thema Alkohol als Schlafmittel siehe Abschnitt 5.7	☹	☺
▶ Ich vermeide soziale Aktivitäten am Abend, aus Angst, nicht richtig schlafen zu können. Dies ist ein typisches Beispiel einer Schonhaltung, die langfristig den Schlaf verschlechtert.	☹	☺
▶ Ich esse abends früh, um meinen Schlaf nicht zu belasten. Dafür gibt es keine wissenschaftliche Grundlage.	☹	☺
▶ Ich sorge dafür, dass ich mich regelmäßig entspannen kann, auch wenn ich im Stress bin. Entspannung ist die Grundlage für guten Schlaf.	☺	☹

Abschnitt 6.4: Beispielhafte Antworten auf die Fragen zum Schlafverhalten eines Nichtschlafgestörten

(1) Wann gehen Sie in der Regel ins Bett?
Gegen 23.00 Uhr.

(2) Wann stehen Sie in der Regel auf?
Gegen 6.30 Uhr.

(3) Wieviel Stunden Schlaf erreichen Sie im Durchschnitt in der Nacht unter der Woche?
6 bis 7 Stunden.

(4) Wie viele Stunden Schlaf erreichen Sie im Durchschnitt am Wochenende?
8 Stunden.

(5) Wie viele Stunden sind Sie im Schnitt in der Nacht wach?
Keine.

(6) Wie lange brauchen Sie im Schnitt zum Einschlafen?
Weiß nicht, geht sofort.

(7) Wie viele Stunden liegen Sie im Durchschnitt im Bett, unabhängig davon, ob Sie schlafen oder nicht?
So gut wie gar nicht.

(8) Schlafen Sie tagsüber? Wenn ja, wie lange?
Nein, vielleicht mal 15 Minuten.

Abschnitt 9.2: Schlafhygienische Regeln. Was schätzen Sie ein? Sinnvoll oder nicht?

Verhaltensmaßnahmen bei Insomnie	sinnvoll	nicht sinnvoll
Ich muss jeden Abend zur selben Zeit ins Bett gehen.		x
Ich darf nicht zu spät essen.		x
Ich darf keinen Alkohol trinken.		x
Ich muss auf Kaffee verzichten.		x
Ich sollte morgens viel Licht tanken.	x	
Man sollte immer vor Mitternacht ins Bett gehen.		x
Ich brauche eine einigermaßen ruhige Schlafumgebung.	x	
Ich sollte nicht länger als sechs bis sieben Stunden im Bett liegen.	x	
Ich darf keinen Fernseher im Schlafzimmer haben.		x
Ich darf abends vor dem Zubettgehen nicht einschlafen (zum Beispiel auf dem Sofa).	x	
Ich sollte möglichst wenig Strom im Schlafzimmer haben.		x

Verhaltensmaßnahmen bei Insomnie	sinnvoll	nicht sinnvoll
Ich sollte nachts nicht auf die Uhr sehen, wenn ich spontan aufwache.	x	
Einschlafrituale sind wichtig für rasches Einschlafen.		x
Ich sollte tagsüber nicht schlafen.	x	
Ich sollte tagsüber für ausreichend Pausen und Entspannung sorgen.	x	
Ich soll mich immer wieder über Schlaf und Schlafstörungen informieren.		x
Ich sollte mich am Abend schonen und nur noch ruhige Dinge machen.		x
Ich darf vor dem Einschlafen wegen des Blaulichtanteils nicht meinen Laptop oder den Computer benutzen.		x
Ich sollte abends keinen Sport mehr machen.		x

Hinweise zum Online-Material

Die im Buch verwendeten Tests sowie weitere Materialien wie eine Vorlage für ein Schlafprotokoll und die Regensburger Insomnie Skala (RIS) stehen Ihnen kostenfrei zum Download von unserer Internetseite zur Verfügung.

Gehen Sie bitte auf http://www.beltz.de und klicken Sie die Seite des Buchtitels an. Sie kommen zu den Materialien, indem Sie den Link zum Online-Material ansteuern und folgendes Passwort eingeben: bLdd9w7c (bitte Groß- und Kleinschreibung beachten). Nun können Sie das Material herunterladen.

Bitte beachten Sie: Da das Online-Material nur so lange zur Verfügung steht, wie das Buch lieferbar ist, empfehlen wir Ihnen, es sich auf dem eigenen Rechner zu speichern.

Sachwortverzeichnis